名医与您谈疾病丛书

白 内 障

总 主 编　李广智
名誉主编　张　皙　许　迅
主　　编　邹海东

中国医药科技出版社

图书在版编目（CIP）数据

白内障/邹海东主编. —北京：中国医药科技出版社，2009. 4
（名医与您谈疾病丛书）
ISBN 978 -7 -5067 -4136 -1

Ⅰ. 白…　Ⅱ. 邹…　Ⅲ. 白内障—防治　Ⅳ. R776. 1

中国版本图书馆 CIP 数据核字（2009）第 019558 号

美术编辑　陈君杞
版式设计　程　明

出版　中国医药科技出版社
地址　北京市海淀区文慧园北路甲 22 号
邮编　100082
电话　发行：010-62227427　邮购：010-62236938
网址　www.cmstp.com
规格　958×650mm 1/16
印张　14¼
字数　169 千字
版次　2009 年 4 月第 1 版
印次　2015 年 9 月第 3 次印刷
印刷　北京市密东印刷有限公司
经销　全国各地新华书店
书号　ISBN 978-7-5067-4136-1
定价　28.00 元

内容提要

本书以问答的形式从常识篇、病因篇、症状篇、诊断与鉴别诊断篇、治疗篇、预防保健篇讲述老年性白内障、先天性白内障、代谢性白内障、并发性白内障、外伤性白内障等的各种知识。其内容科学、实用，可供临床医生、患者及家属阅读参考。

名医与您谈疾病丛书

编委会

《白内障》

编委会

序 *forward*

自地球上出现人类以来，人类与疾病的斗争就开始了，从迫于生存到追求健康、延长寿命，医学也经历了诞生、发展的过程。随着科学的不断发展，医学也在不断进步，成为一门不断创新的学科。

在20世纪中叶之前，威胁人类健康的疾病主要是传染病，人们多以各种疫苗的接种作为主要预防手段，以各种抗生素和化学药物的应用作为主要治疗手段，使大多数传染病得到了控制。

目前，主要威胁人类健康的疾病已发生了转变，与生活水平提高、平均期望寿命延长、不良生活方式泛滥以及心理、行为和社会环境影响相关的心脑血管病、代谢性疾病、老年性疾病、恶性肿瘤和精神性疾病占据了主导，这一变化医学上称为流行病学转变。

流行病学的转变导致了医学模式已从“生物医学模式”转变为“生物－心理－社会医学模式”，体现在医疗卫生工作就是从以疾病为主导转变为以健康为主导。满足人们对医学的需求不仅是面向个体的医疗保健，更需要面向群体的卫生保健；疾病防治的重点不仅是危害人群健康的传染病，更要重视与心理、社会和环境因素密切相关的非传染病。为达到上述目的，医疗卫生工作需要得到广大人民群众的支持和配合，而要获得这样的配合首先要让广大人民群众更多地了解他们及其家属所患的疾病，向他们普及医学科学知识则是一个很有效的方法。

《名医与您谈疾病丛书》就是一套这样的医学科普读物，采用读者问、名医答的形式，对71种常见疾病、综合征或重要症状表现、诊断、治疗、预防保健等问题，做尽可能详细而通俗的阐述；并特别选答在临床诊疗中患者询问医师最多的问题，为读者提供实用的防治这些疾病的有关知识。它既适用于患者及其家属更全面地了解疾病，也可供医务工作者向病人介绍其病情，解释采取的诊断方法、治疗步骤、护理措施和预后判断。

本丛书涵盖了临床各系统、各科的相关疾病、综合征和重要症状。该丛书包括：高血压，冠心病，脑卒中，头痛，失眠，心肌炎，心律失常，癫痫，老年性痴呆，帕金森病，糖尿病，更年期综合征，甲亢，痛风，高脂血症，类风湿关节炎，咳嗽，支气管哮喘，支气管肺癌，感冒，慢性阻塞性肺疾病，慢性鼻炎，慢性咽炎，妇科炎症，子宫肌瘤，产后病，痛经与经前期综合征，妊娠期病症，乳腺疾病，脱发，性病，银屑病，皮炎、湿疹、荨麻疹，白癜风，炎症性肠病，消化性溃疡，慢性胃炎，胃癌，肝癌，胃食管反流病，便秘，胆囊炎与胆石症，肝硬化，消化道出血，乙型肝炎，脂肪肝，肛肠疾病，大肠癌，尿路感染，前列腺疾病，性功能障碍，肾脏肿瘤与膀胱疾病，泌尿系结石，结膜炎，白内障，黄斑变性，青光眼，小儿多动症，小儿厌食症，儿童肥胖症，骨折，骨关节病，腰椎间盘突出症，颈肩腰腿痛，贫血，白血病，肾炎，尿毒症，抑郁症，焦虑障碍，口腔疾病。

相信本丛书的出版，将会受到患者及其家属的欢迎，为个体的医疗保健和群体的卫生保健服务作出贡献，故乐为作序。

陈灏珠

2009年3月

让名医陪伴您身旁

——代前言

我有一个梦，

让名医陪伴您身旁，时刻为您的生命健康保驾护航；

我有一个梦，

让人人心里都洒满阳光，只要心里充满希望，人间处处都是天堂；

我有一个梦，

希望人人都不生病或少生病，生了病都能得到及时的、最好的医治；

……

追忆至梦的开始，是一段医患对话催生了我的梦。患者："我排队排了二三小时，您给我诊治疾病却只花二三分钟！"医生："如果我给您诊治三四分钟，您可能就需要排三四小时的队"……

我当时想，如果有一天，能将医生的忠告、医嘱和疾病防治的知识，编撰成几十本医学科普读物，病人或读者有什么问题，都可以在书中找到答案，多好啊！

时过境迁，随着针对传染性疾病的第一次卫生革命和针对慢性疾病的第二次卫生革命取得的巨大成功，人类迎来了第三次卫生革命，"21 世纪人人享有卫生保健"的口号体现了人类健康的完美追求和人性的绝对平等，人类健康正受到空前未有的重视。

如果说第一次卫生革命的主要武器是疫苗和抗生素的话，那么第二次第三次卫生革命的主要法宝是健康教育、健康促进和自我保健。

近来，国家卫生部针对老百姓盲目就医，各类医院接诊量严重不均；同时，某些医疗机构诱导病人过度消费医药，多检查、多开药、开大处方，专家门诊存在着“用高射炮打蚊子”的状况，从而造成医疗资源浪费；农村医疗网络不健全致使许多家庭因病返贫等问题，颁布了一系列文件，重申医疗改革的重点将进行“战略前移”和“重心下移”。所谓“战略前移”，即把过去的重治疗改为重预防；“重心下移”，即把过去重三级、二级大医院改为将医疗卫生的重点放到社区去。使中国民众树立“预防为主，保障健康”的理念，做到疾病早发现、早诊断、早治疗，提高慢性病的知晓率、控制率，减少重大疾病的发生率。

结合这一医疗改革的新形势，乘着人们保健需求越来越高的强劲东风，中国医药科技出版社想百姓所想，急百姓所急，与国内医学界名医专家联手，共同打造出《名医与您谈疾病丛书》。“旧时王榭堂前燕，飞入寻常百姓家”，本丛书以健康为目的，把名医请到您身边，全面普及医学科普知识，把健康保健的金钥匙送到大家手上，满足人民群众“多听指导少排队”的迫切愿望。一书在手，专家与您面对面，百问百答，有问必答，时刻为您的生命健康保驾护航！

本丛书共71种分册，囊括内、外、妇、儿等各科的常见病、多发病、慢性病。丛书的编写得到中国工程院院士陈灏珠、钟南山、郭应禄和医学专业或科普界的知名人士，如钱荣立、胡大一、向红丁、邓伟吾、陈生弟、王祖承等的大力支持和赞誉，使本套丛书蓬荜生辉。在此表示诚挚的谢意！

中国科普作家协会会员

上海市科普作家学会医卫专业委员会副主任委员 李广智

上海市医学会科普学会委员

2009年3月

Contents

目　录

常识篇

病因篇

症状篇

诊断与鉴别诊断篇

治疗篇

预防保健篇

名医与您谈疾病丛书

常识篇

眼睛的基本结构有哪些?

让我们先从眼睛的基本结构分析开始，再逐渐过渡到晶状体吧。

如果说“眼睛是心灵的窗户”，那么这扇窗户肯定是全世界最精细、最奇妙的。说它精细，是因为在深不过5cm，容量不到30ml的范围里，集中了大量的组织。说它奇妙，是因为就靠这些组织，我们能感知五彩缤纷的美丽世界。

眼是视觉器官，主要包括眼附属器、视路和眼球三个部分，还有眼的血液循环，感觉和运动神经系统等。

眼附属器是什么?

眼附属器包括眼睑，泪器，结膜，眼外肌和眼眶（图1-1，图1-2）。眼睑就是俗称的“眼皮”，包括上眼睑和下眼睑，是保护眼球的第一道屏障。泪器就是眼泪分泌和排出的器官，包括分泌泪液的泪腺和副泪腺，排出泪液的泪小点、泪小管、泪囊和鼻泪管。泪液的作用包括润滑眼球表面，保护角膜和结膜，抑制局部微生物生长以及向角膜提供必须的营养物质等。结膜是覆盖在眼睑内面和眼球表面的透明的薄黏膜，俗称的“白眼球”的最外一层就是结膜。正常的每个眼睛都有6条眼外肌，是控制眼球自如运动的器官。眼眶是由额骨、颧骨、蝶骨、筛骨、腭骨、上颌骨和泪骨共同组成的，四边棱锥形骨腔，是容纳眼球的场所。

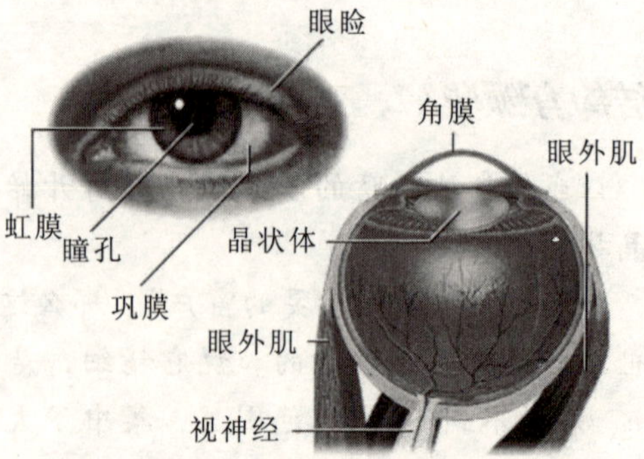

图1－1　眼正面观和剖面观

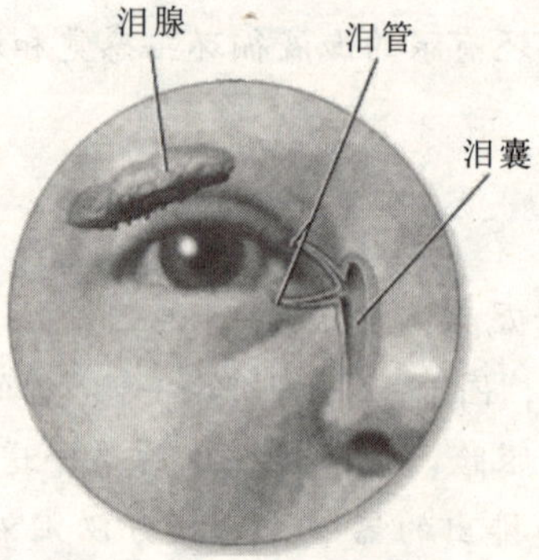

图1－2　泪器

视路是什么？

视路是指视觉纤维由视网膜到达大脑皮质视觉中枢的传导径路。我们可以把视觉纤维想象成极其精细的“光纤”，但它们传输的不是光信号，而是视觉信息。人眼视网膜是这些“光纤”的起点，它感知外界世界的形象，转换成生物电信号，通过无数条“光纤”，分别传递不同的信号。然后，这些“光纤”组成犹如“尾巴”一样连在眼球后方的视神经、在人脑内蝶骨上方的视交叉、视束、外侧膝状体、视放射，到达大脑后下方的枕叶视皮质，然后被大脑分析，识别，从而能认识外界形象。

眼球真的是球形的吗?

我们俗称的“眼睛”在医学上一般称为眼球，这是因为它近似球形，只是前后径略长于垂直径和水平径。正常眼球的前后径在出生时约16mm，随着人体的生长发育，到3岁时已达到约23mm，到成年后平均约24mm，和普通鹌鹑蛋的短径相仿。

医学上，又把眼球分成外面的眼球壁和里面的眼球内容物两部分。

眼球壁包括哪些结构，它们的作用有哪些?

薄薄的眼球壁又可分为3层，最外面的一层叫纤维膜，包括前1/6范围的角膜，也就是我们日常生活中常说的“黑眼珠”部分的最外一层，以及后5/6范围瓷白色的巩膜，也就是我们日常生活中常说的“白眼珠”部分。角膜和巩膜共同保护着眼球内部的组织，也维持着眼球的“球形”形状。角膜横径约11.5～12mm，垂直径约10.5～11mm，中央部厚度仅0.5～0.55mm，周边部厚度约1mm。角膜的透明性是我们能看到外界世界的第一道关口。另外，角膜也是人类眼睛最主要的屈光介质，相当于43D左右的凸透镜，这在下文中会详细地解释。

中间一层叫葡萄膜，因为它富含黑色素和血管，在色泽上像紫色葡萄的外皮，所以得名。葡萄膜从前到后，又分成虹膜（中间是瞳孔）、睫状体和脉络膜3个部分，他们的作用包括调节瞳孔大小从而控制进入眼内的光线，保证看外界的清晰度；分泌房水；营养、遮光和温度调节等。葡萄膜最常见的病变叫葡萄膜炎。

最里面的一层就是视网膜，由无数的视觉神经细胞及相关的辅助细胞、还有微小的血管等组成，大量的细胞就像超级电子计算机，组成了庞大的信息网络，将人眼感受到的外界光线和物体形态等信息，通过视觉纤维层层传递到大脑，被我们的大脑所认识。视网膜是透明的一层薄膜，最薄的地方就是其后部中央的中心凹区域，医学上叫黄斑。黄斑中央还有一个小的凹陷，叫做黄斑中心小凹，这里的视网膜厚度仅约150μm。黄斑区仅占整个视网膜面积的不到5%，但它却是人眼视觉最敏锐的部位，对应的是我们人眼视物的中央部分，承担着分辨精细物体，读书看报，感知不同颜色等重要任务。其余95%面积以上的周边视网膜承担着看清楚周边事物的任务（图1－3）。

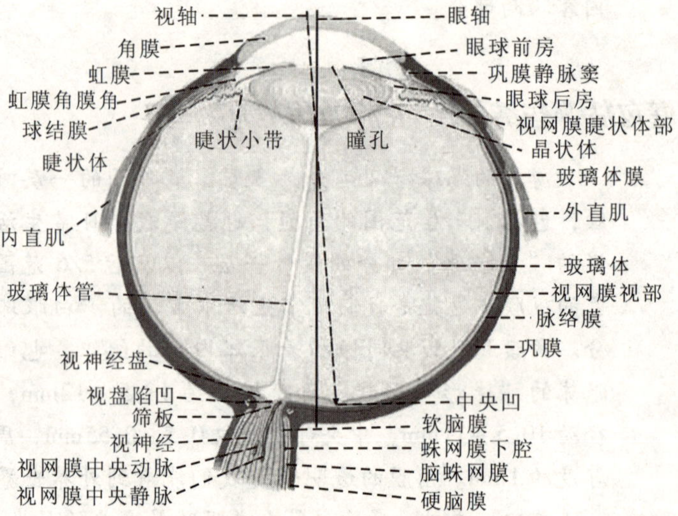

图1－3　眼球结构图

眼球内容物包括哪些结构，　它们的作用有哪些？

正常的眼球内容物包括房水、晶状体和玻璃体三种透明物质，是外界光线到达视网膜的必经之路。再加上透明的角膜，它们4个统称为眼的屈光介质。

先说房水。房水是眼球内一直运动着的特殊成分的液体，填充着人眼球内部的前部分约2.5ml的腔隙。房水是由睫状体分泌产生的，每分钟产生约2～3μl，然后绕过晶状体，经过瞳孔，到达虹膜前、角膜后的区域，即前房，然后在前房角部位被吸收。其主要作用是维持眼内代谢和调节眼球压力。

再说玻璃体。玻璃体是透明的“果冻”样的胶质体，填充着人眼内部的后部分约 4.5ml 的腔隙。玻璃体的黏胶特性，形成了眼内独特的“垫子”，支撑着晶状体、视网膜等周围组织，也在人眼球受到外力冲击时起到了“减震器”的作用。

什么是晶状体，它的主要功能是什么？

晶状体，也可简称为晶体，就是在眼球内，位于虹膜之后，玻璃体之前，富有弹性，橄榄形，类似双凸透镜的透明体样结构。晶状体是通过一些小的纤维条索，医学上称为晶状体悬韧带，与睫状体相连，从而像吊床一样，被悬挂在眼内的。

正常的晶状体是没有血管、透明的、有弹性、前表面和后表面凸度不一致的双凸透镜，屈光力（即对光线屈折的能力）约 19D，就如同照相机的镜头，使得进入眼内的光线发生屈折，从而把外界的宏观世界的影像成比例地缩小。正常情况下，缩小后的影像将精确而清晰地投影在眼球的视网膜上，被视网膜细胞感知，进而通过神经信号传递，被我们的大脑分析和认识。就这样，我们才能准确获取外部世界在视觉上的信息（图 1－4）。

角膜、房水和玻璃体也都参与了这个屈折光线的作用，这就是它们被统称为眼屈光介质的原因。

此外，晶状体还具有调节焦距的功能，它也是眼屈光介质中惟一可调节的部分。

当睫状体收缩时，悬韧带放松了，晶状体靠它自身的弹性回弹，前后凸度增大，屈光力增强，阅读（即看近）时，就需要这种增加屈光力的调节。看远处时，睫状肌放松，悬韧带被绷紧，晶状体的前后凸度缩小变平缓，屈光力减低。所以说：在举目望远时，我们的眼睛是处于比较放松的状态，眼睛就是通过晶状体对屈光的调节，就像照相机变焦一样，保证了我们在看远和看近时都能有一个清晰的图像落在视网膜上。当晶状体的弹性下降，睫状体的力量减弱时，晶状体对屈光的调节能力就减退了，这就是我们通常所说的“老花眼”，医学上称为老视。

最后，我们来一起揭示一下人的眼睛能看清楚这大千世界的奥秘。眼科医生常形象地把眼球比作一台性能卓越的“照相机”：“镜头”是角膜和晶状体，富有弹性的晶状体负责调节焦距；“取景框”是虹膜中央的瞳孔，在不同的自如地扩大缩小；“底片”是视网膜；巩膜是相机的“外壳”；“暗箱”是脉络膜。外界事物发出的光线和反射的光线先透过角膜，产生屈折；然后经过瞳孔控制，仅让适宜强度的光线通过；再经过晶状体进一步屈折和调节焦距；然后穿过透明的玻璃体，到达视网膜；最后被视网膜分析后上报给大脑分析。整个过程精确、迅捷、高效，巧夺天工！

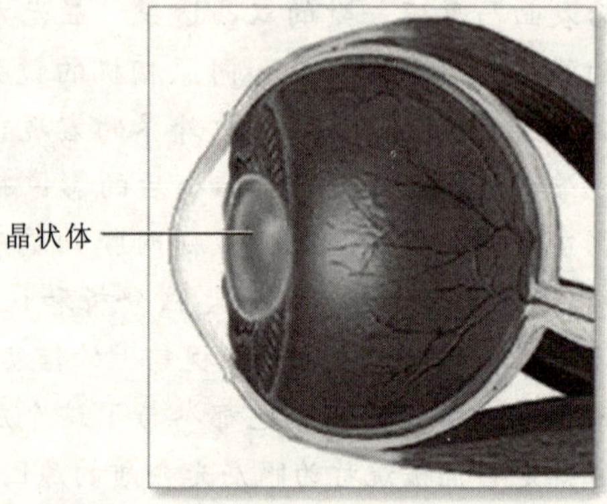

图 1－4　晶状体

晶状体的解剖结构是怎样的?

晶状体为富有弹性，形似双凸透镜的透明体，借晶状体悬韧带与睫状体相连接，固定于虹膜之后、玻璃体之前。一般医学上，以晶状体为界，将眼球分为眼前段

（指晶状体之前的所有眼球组织，包括晶状体）以及眼后段（指晶状体之后的所有眼球组织）。

就像双凸透镜一样，晶状体也分为前后两面，前面的曲度较小，曲率半径为 9～10mm，后面的曲度较大，曲率半径为 5.5～6mm，两面交界处为晶状体赤道部，与睫状突相距约 0.5mm，两面的顶点分别称为晶状体前极和后极。晶状体直径约 9～10mm，厚 4～5mm。

人的胚胎还在母亲的子宫里的时候，发育初期胚胎长仅 4～5mm 时，就由神经外胚层上的表面外胚层增厚形成了晶状体的雏形：晶状体板。胚胎长 9mm 时，晶状体泡形成。胚胎发育到 7 个月前，晶状体呈球形。以后，晶状体的水平径和垂直径继续增长，前后径相对稳定，最终形成双凸的透镜。

晶状体的重量，在出生时约 65mg；20 岁时 150mg；40 岁时 190mg；80 岁时 240mg；90 岁时 260mg。

晶状体的成分：2/3 是水，1/3 是结构蛋白质，此外还含有氨基酸、类脂物、微量元素等非蛋白质成分。在蛋白质中，90% 是水溶性蛋白质，这种小颗粒的水溶性蛋白质对光的散射相当一致，不影响晶状体的透明度。还有 10% 左右的不溶性蛋白质，是一种高分子量的类白蛋白，主要分布在晶状体核内（即中心部）。

晶状体由晶状体囊、晶状体上皮、晶状体实质及晶状体悬韧带四部分组成（图 1－5）。

（1）晶状体囊　是晶状体最外面的一层透明囊膜，如同外壳，包绕着整个晶状体，具有弹性，由为数众多的板层相叠而成。晶状体囊富含Ⅳ型胶原蛋白、层黏蛋白、肝素硫酸蛋白和少量纤维连接蛋白，仅允许分子量很小的物质透过。前表面的囊膜（即前囊）及赤道部囊膜较厚，近赤道部最厚（可达 23μm），后表面的囊膜（即后囊）较薄。晶状体囊的弹性可影响晶状体的调节力，其完整性又是维护晶状体透明的重要保证。晶状体囊一旦受伤破损，水分和大分子量的物质可进入晶状体内而致晶状体混浊形成白内障。

(2) 晶状体上皮　在内层贴着前囊及赤道部囊膜的细胞，单层，立方体样形状，相邻的细胞间彼此有类似“锁链”样的结构，医学上称为紧密连接、缝隙连接或桥粒等结构，紧紧相连接，阻止了大分子量的物质穿过。后囊下是没有上皮细胞的。晶状体上皮是形成晶状体内部晶状体纤维的前体细胞，处于前囊膜中央区的细胞不分裂增殖，而赤道部的细胞增殖活性强，终生都持续分裂。简单来说，细胞分裂就是指一个细胞分化出一模一样的两个细胞。分裂出来的新细胞向晶状体内部生长，细胞变得细长，即晶状体纤维。晶状体上皮细胞的增殖、分裂和变化等受到房水和玻璃体中的一些小的蛋白质即称为生长因子的调节和控制。

(3) 晶状体实质　由排列致密的晶状体纤维组成，成人的晶状体实质由核及皮质组成，可以将它们想象成蛋黄和蛋清，前者在中间，约占晶状体实质的84%，后者在周边，约占16%（平均年龄为61岁时），但并不能将两者完全分开。晶状体核从最里层向外层，还可进一步分为胚胎核（由胚胎晶状体泡发育而来）、胎儿核（在出生前形成）、婴儿核（4岁前形成）和成人核（性发育成熟前形成）。晶状体皮质亦可从最外层到里层分为浅层、中间、深层皮质。有时将形成婴儿核和成人核的这部分称为核上区，而将深层皮质与成人核之间的区域称为核周区。晶状体纤维之间紧密连接，排列规则，保证了晶状体的透明性和光学特性。随着年龄增长，晶状体核逐渐浓缩、扩大，其弹力减弱，调节力下降而出现老视。

(4) 晶状体悬韧带　是连接晶状体赤道部与睫状体的纤维组织，由透明、坚韧、缺少弹性的原纤维组成。从睫状体发出，到达晶状体赤道以及距赤道部1～2mm的区域，埋入晶状体囊1～2μm。晶状体悬韧带的主要功能是固定并保持晶状体的正常位置。因先天发育异常或外伤等原因所致的晶状体悬韧带断离，可引起晶状体脱位或半脱位。完全脱位的晶状体可脱位于玻璃体或前房内，眼球破裂伤造成的晶状体脱位，晶状体可脱出于眼球外。

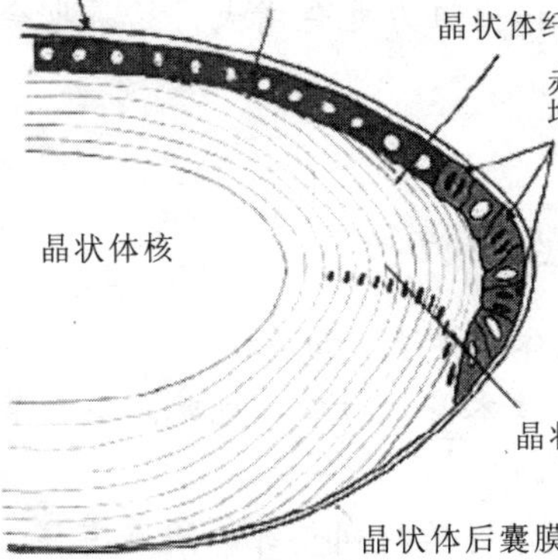

图1－5　晶状体的结构图

前房和前房角是什么？

前房是与白内障手术、青光眼的发病和手术等密切相关的结构，指的是角膜与虹膜、瞳孔区晶状体之间的空间，内部充满房水，容积约为0.2ml。与之对应的还有一个名词叫后房，是指虹膜后到玻璃体前之间的空间，内部也充满了房水。

前房角是前房周边的角落，是角膜边缘后面与虹膜周边根部前面构成的隐窝，是房水排出的主要通道。

前房角里藏着人眼重要的组织——小梁网。小梁网是由许多富含小孔的薄层组织重叠排列组成的，80%的房水是从小梁网中的小孔进入眼球的静脉系统，再排出体外。

所以，如果前房很浅，前房角就可能很狭窄，房水通过小梁网的孔隙排出也将受到阻碍，这时，房水继续不断产生，但难以排出，眼球的内容物含量将不断上升。眼球壁具有一定的弹性，但并不能无限扩张。所以，随着眼球内容物含量的增加，作用在眼球壁上的压力（即眼压）也将增加，对组织，特别是视觉纤维造成损伤，这就是青光眼发病的主要原因。

如果前房角不狭窄，但小梁网中的孔隙被异常阻塞的话，房水的排出阻力也会增大，结果也会造成异常的眼压升高。

正常的晶状体为什么是透明的？

正常晶状体保持透明的原因有：

（1）晶状体本身无血管，也就没有血管或血细胞来遮挡外界光线。

（2）晶状体纤维排列整齐，规则有序，光线穿过的时候，折射和反射发生较少。

（3）晶状体内的离子、水分和 pH 水平等均相对稳定。

（4）晶状体囊膜和上皮细胞之间的连接使得大分子量的物质难以穿过，避免了毒性物质损伤正常晶状体组织。

（5）在强烈阳光照射等外界因素引起晶状体内物质氧化后，晶状体内特有的 α－晶状体蛋白可起到“清道夫”样作用，促使热变性的蛋白溶解，使得蛋白质变性后再恢复原有的特性。

以上这些原因，保证了晶状体的透明性，这也是晶状体作为重要的屈光介质的基础。

正常的晶状体如何进行新陈代谢？

晶状体的新陈代谢与体内其他器官组织一样，是一个复杂的过程。

三磷酸腺苷（ATP）为晶状体内许多生理活动的能量来源，而 ATP 主要由葡萄糖的无氧酵解而来。经磷酸戊糖途径生成的 NADPH 是晶状体内重要的还原性物质，参与许多其他物质的合成，包括脂肪酸和谷胱甘肽等。

晶状体尚能自身合成DNA、RNA、蛋白质（如晶状体蛋白）和膜成分。

糖代谢：晶状体没有糖原储备，来自房水的葡萄糖是晶状体的主要能量来源，通过位于细胞膜的胰岛素依赖性葡萄糖转运子的作用，葡萄糖进入细胞。90%～95%的D－葡萄糖进入晶状体后经己糖激酶催化，变成6－磷酸葡萄糖。80%的葡萄糖被酵解，10%的葡萄糖进入磷酸戊糖循环生成NADPH和山梨醇等产物，当眼内葡萄糖的浓度异常增高时，磷酸戊糖循环相关酶的活性将增强。晶状体内的低氧环境限制了葡萄糖的有氧酵解，仅有3%左右的葡萄糖经三羧酸循环产生25%的ATP，70%的ATP来自无氧酵解。

抗氧化机制：光照射尤其紫外线照射在晶状体内引起的光化学反应不断产生自由基，包括过氧化物、单分子氧等，能与膜成分反应而破坏膜的稳定性，氧化碱基破坏DNA双螺旋结构，使蛋白质（如晶状体蛋白）发生交联而形成聚合物等。这些变化都可使晶状体的透明性发生变化。正常晶状体内氧化机制的存在有效阻止了自由基物质在晶状体内的聚集。谷胱甘肽是晶状体内重要的抗氧化物质，此外，还包括维生素C等物质也参与了抗氧化过程。

蛋白质代谢：晶状体是人体内蛋白质含量最高的组织。晶状体内蛋白质的合成终生进行，主要发生于晶状体的外层，主要合成晶状体蛋白质和内源性蛋白质。合成后的蛋白质在很长时间内保持稳定。少量蛋白质在内肽酶类和外肽酶类作用下降解为氨基酸。

正常的晶状体如何抗氧化?

对人体而言，氧化往往是个不利的过程，是造成许多器官衰老、组织损伤和细胞破坏的重要原因。

正常房水中过氧化氢浓度较高，晶状体自身代谢过程和外界辐射等因素均可产生氧化性物质，从而使晶状体持续暴露于高氧化剂环境中。氧化可影响晶状体正常的透明特性。正常状态下，晶状体有赖于抗氧化保护系统发挥作用对抗氧化损伤，主要包括酶和非酶保护系统。

酶保护系统：包括过氧化氢、超氧化物歧化酶、谷胱甘肽过氧化物酶、6－磷酸葡萄糖脱氢酶和谷胱甘肽S转移酶等。人类对谷胱甘肽研究最多，在谷胱甘肽过氧化酶的作用下，谷胱甘肽能将过氧化氢还原成水。谷胱甘肽还原酶使氧化型谷胱甘肽还原成谷胱甘肽，后者发挥抗氧化效应。过氧化氢酶和低浓度的超氧化物歧化酶参与将氧自由基和过氧化氢还原成水的过程。

非酶保护系统：晶状体内含有维生素C（抗坏血酸)、维生素E等氧化损害拮抗分子。晶状体内的高还原型维生素C是一个有效的抗氧化剂，参与自由基的清除。维生素E能对抗脂质过氧化，是单线态氧的有效清除剂。其他如类胡萝卜素、肌肽、青霉胺、胆碱、牛磺酸等也有抗氧化作用。

此外，晶状体蛋白质中的α－晶状体蛋白质本身具有分子伴娘作用，在晶状体氧化应激时能抑制β和γ－晶状体蛋白巯基氧化交联，起到抗氧化的作用。

晶状体有哪些功能？

人们常把眼睛比作照相机，照相机有镜头、光圈、暗箱、底片和调节装置，人眼的结构也十分相似，角膜和晶状体相当于镜头，瞳孔相当于光圈，脉络膜相当于暗箱，视网膜相当于底片。可见晶状体在眼内的位置是相当重要的。

晶状体的功能是：

(1) 聚光成像功能　晶状体是凸透镜，可使外来的平行光线发生屈折，然后会聚在视网膜上，通过神经传导至视中枢，使人们感觉到物体的形象。如果晶状体发生混浊，则光线通过时可发生散射或不能通过，也就不能聚在视网膜上，人们就看不清东西了。这就像照相机镜头混浊，光线不能通过镜头到达底片，就不能拍出清晰的照片一样（图1－6）。

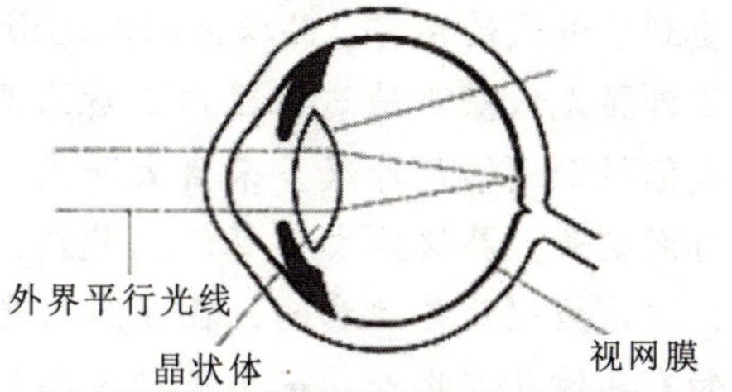

图1－6　正视眼的聚光成像

（2）调节焦距功能　我们都知道照相机在使用时要对好焦距，这样才能拍出清晰的照片，要对好焦距并不简单，而我们的眼睛要看清远处或近处的物体，连一眨眼的功夫也不需要，而且一点也不吃力就能顺利地做到，给生活带来很大的方便，这个功能应该归功于晶状体的调节能力。眼的调节功能主要是由晶状体和睫状肌来完成的。当人们注视近处物体时，睫状肌收缩，晶状体悬韧带松弛，晶状体变凸，因此屈光力加大，使近处的物体的像落在视网膜上，反之，看远处物体时，睫状肌放松，使晶状体悬韧带紧张，晶状体弹性回缩，曲度扁平，屈光力减弱，使远处物体的像落在视网膜上。人的眼睛就是通过睫状肌和晶状体的一张一弛来适应物像变化的要求，这就是晶状体的调节能力。这种调节能力在幼小时很强，人在年轻时看远、近物体很清楚，随着年龄增长，调节能力逐渐减弱，当减退到一定程度，看近处物体就不太清晰了（例如看书），就会出现“老花眼”，减退的越多，老花的度数也越深。

（3）阻挡紫外线功能　晶状体还有一个功能就是它能过滤掉一部分紫外线，从而保护视网膜免受紫外线的损害。随着年龄的增长，晶状体透明度逐渐减低，晶状体核也趋于硬化，硬化程度越高，其吸收短波紫外线的能力也越强，可免受紫外线对视网膜的损害，对视网膜起保护作用。然而与此同时，晶状体也做出了自我牺牲，本身受到紫外线的伤害，晶状体渐渐地由透明变得混浊，妨碍了外界光线顺利地进入眼内，看东西也渐渐模糊起来。我们接触到的紫外线多来自太阳光，阳光照射到眼睛的时间越长，晶状体发生混浊就越快，白内障发生的也早，这是应该及早注意的，在强烈阳光下可配戴防紫外线的有色镜片。此外，在手术摘除晶状体后应当配戴防紫外线的镜片，以保护视网膜不受损害。

什么是白内障?

无论哪种原因如引起晶状体混浊，使其透明性下降，就是白内障。这些原因包括先天性或者后天性因素，例如遗传、代谢异常、外伤、辐射、中毒、营养障碍等。从医学解剖学上来讲，只要晶状体表面或晶状体内任何部位或大或小的混浊，都称为白内障。但事实上，完全透明的晶状体几乎没有，很多是有着局限性或孤立性微细点状的混浊，且对视力没有任何影响，也不需进行任何治疗，因此，从医学的角度，从有治疗意义的角度考虑，则是以对视力产生影响的混浊才定为白内障。世界卫生组织（WHO）从群体防盲治盲的角度出发，将晶状体混浊且矫正视力（即验光后佩戴眼镜再检查得到的视力）低于0.5者才称为白内障。目前白内障还是全球第一位的导致失明的眼病。

黑眼珠发白就是白内障吗?

不一定。人们常说的“黑眼珠”指的是从正面看人眼睛中央黑色的区域。正如前文所说，“黑眼珠”中最前面一层是角膜，后面是眼睛内部的结构。严重的患白内障的眼球，从正面看，“黑眼珠”中央是白色的。但是，引起黑眼珠发白得疾病除白内障之外，常见的还可以有以下几种：

（1）角膜白斑（斑翳） 由于角膜外伤或角膜的疾病造成角膜组织瘢痕形成。透明的角膜部分或全部呈乳白色混浊，常见的病因有：细菌性角膜炎、真菌性角膜炎、单疱病毒性角膜炎、角膜软化症、棘阿米巴角膜炎、角膜基质炎、神经麻痹性角膜炎、暴露性角膜炎、蚕食性角膜炎等。肉眼看上去，角膜白斑部分或全部呈白色，而白内障患者“黑眼珠”部分最外面一层（即角膜）是透明的，透过角膜，看到瞳孔区后的晶状体是白色的。

（2）眼内炎 各种原因造成眼内组织发炎、玻璃体积脓、前房积脓，可造成瞳孔区发白。

（3）Coats 病 多为健康男性青少年，单眼发病，眼底的特点为存在视网膜血管异常的扩张，常见微血管瘤，视网膜下大量黄白色渗出，伴有出血和胆固醇结晶的彩色反光，可继发渗出性视网膜脱离，瞳孔区可呈白色。

（4）早产儿视网膜病变 患儿有早产史，低体重，有吸入高浓度氧史。由于早产，视网膜血管尚未发育完全，吸入高浓度氧后，抑制了周边毛细血管的发育，待停止吸氧后，因周围部缺血、缺氧，于生后 4～6 个月双眼发生程度不等的增殖性病变，严重者发生牵拉性视网膜脱离而致盲，瞳孔区可呈白色。

（5）视网膜母细胞瘤 是婴幼儿最常见的眼内恶性肿瘤，90% 发生于 3 岁以前。患儿视网膜上有圆形或椭圆形边界不清的黄白色隆起的肿块，以后极部偏下方为多见，肿块的表面可有视网膜扩张或出血，或伴有浆液性视网膜脱离。肿瘤团块可播散于玻璃体及前房中，造成玻璃体混浊，可呈白色外观，亦可造成假性前房积脓，或在虹膜表面形成灰白色肿瘤结节。肿瘤长大引起眼内压增高，可见角膜上皮水肿、角膜变大及眼球膨大。晚期，肿瘤可穿破眼球壁，表现为眼球表面肿块或眼球突出等。肿瘤细胞可经视神经或眼球壁上神经血管的孔道向颅内或框内扩展，或经淋巴管向附近淋巴结、软组织转移，或经血循环向全身转移，导致死亡。

(6) 弓蛔线虫病 儿童喜欢玩狗等小动物，这些动物常具有传染性和存在多种寄生虫，弓蛔线虫是其中一种。儿童被感染后，患儿眼底可出现视网膜脉络膜肉芽肿或炎性玻璃体混浊，瞳孔区可呈现白色反光。

(7) 无晶状体眼视网膜脱离 无晶状体眼患者如果发生严重的视网膜脱离，脱离的视网膜隆起度高，面积大，则通过瞳孔区可见到白色的反光。

018 “眼翳”与白内障的区别有哪些?

人们常讲的“眼翳”一般是指医学上的角膜白斑、角膜血管翳与翼状胬肉。

(1) 角膜白斑 角膜白斑是严重的角膜炎或角膜外伤后留下的后遗症。角膜组织分为5层，其中，除了上皮细胞层和后弹力层损伤后可再生外，其余各层（前弹力层、基质层、内皮细胞层）均不能再生，前弹力层和基质层损伤后，是以瘢痕形式愈合的。病变严重，角膜的透明性丧失，而以白色的瘢痕代替。引起角膜白斑的常见病变有：角膜外伤、细菌性角膜炎、真菌性角膜炎、单疱病毒性角膜炎、角膜软化症、棘阿米巴性角膜炎、角膜基质炎、神经麻痹性角膜炎、暴露性角膜炎、蚕食性角膜炎等。肉眼看上去，角膜白斑部分或全部呈白色，而我国黄色人种白内障患者“黑眼珠”部分最外面一层（即角膜）是透明的，透过角膜，看到周围环形的虹膜区是黑色的，中央瞳孔区里面的晶状体是白色的。

(2) 角膜血管翳 发生于严重的沙眼及角膜热烧伤后，患者有明显的疾病或外伤史，角膜混浊，角膜表面可见红白相间的新生血管区域。但患者瞳孔区里可以是透明的。

(3) 翼状胬肉 以睑裂部肥厚的球结膜及其下的纤维血管组织呈三角形向角膜侵入的形态似翼状胬肉而得名。多在睑裂斑的基础上发展而来。近地球赤道部和户外工作的人群（如渔民、农民）发病率高。可能与紫外线照射、气候干燥、接触风尘等有一定关系。患者可单眼或双眼同时发病。胬肉可见于鼻侧或颞侧，甚至两侧同时存在，以鼻侧多见，胬肉大时可遮盖瞳孔区而造成视力障碍。病变发生于结膜及角膜组织，患者晶状体是透明的。

看不见就一定是白内障吗?

白内障是人类光明的大敌!

从前文中，相信您很容易理解：发生了白内障以后，就像照相机镜头变混浊了，光线难以照射至胶卷——眼底视网膜，也就难以获得良好的图像，患者有视物不清、视力下降的感觉，起初稍有视物模糊，逐渐加重，最后就只能分辨光亮而看不清东西了。

但是，看不见物体不一定就是白内障，还有许多疾病可以像白内障一样造成视力下降。正如前文所说，所有影响光线正常进入眼内，在视网膜上成像，再传入大脑，最终得到大脑正确分析的疾病都可以导致“看不见”。

常见的有以下几种：

(1) 老年性黄斑变性　患者多为50岁以上，双眼先后或同时发病，并且进行性视力下降。我国目前由于人口日趋老龄化，老年性黄斑变性正日益增加。老年性黄斑变性分为干性和湿性老年性黄斑变性两种类型。干性老年黄斑变性的特点是视网膜外层、色素上皮层、Bruch膜、脉络膜毛细血管不同程度的萎缩变性，可见色素上皮下大小不一的黄白色类圆形的玻璃膜疣，有时可以融合，色素上皮增生和（或）萎缩，使后极部色素紊乱，视功能不同程度受损。湿性老年黄斑变性的特点是老年人视力急剧下降、视物变形或出现中央暗点。眼底后极部视网膜下出血、渗出，其中有时可见灰黄色病灶，可能有新生血管膜存在。位于神经上皮下或色素上皮下的出血颜色暗红，甚至呈黑色，边缘略红，同时可有浅层鲜红色出血，附近有时仍可见玻璃膜疣，病变区可隆起。荧光造影视网膜下典型的新生血管，在造影早期出现边界清楚的血管形态，迅速出现荧光素渗漏而边界不清，造影晚期仍呈相对的高荧光。如果大量浅层出血可进入玻璃体，玻璃体积血致使无法看到眼底。日久后，出血机化，病变区形成盘状瘢痕，中心视功能完全丧失。对于干性老年性黄斑变性，临床上无有意义的治疗，对于湿性老年性黄斑变性临床上采用的方法有810nm激光经瞳孔温热疗法、光动力治疗、抗新生血管疗法和手术疗法等。

（2）近视性黄斑变性　高度近视眼常见。高度近视的眼球随着年龄的增长，眼轴进行性变长，眼底出现退行性变化，眼球后极部向后扩张，呈后巩膜葡萄肿，该区明显凹陷，视网膜色素上皮和脉络膜毛细血管层萎缩，脉络膜大血管裸露呈豹纹状眼底。黄斑部脉络膜和视网膜色素上皮萎缩，眼底可见视乳头颞侧脉络膜萎缩弧，称为近视性弧形斑，有时萎缩弧甚至环绕视乳头一周。黄斑区数片脉络膜萎缩或相互连接波及全区，萎缩区内可见在白色背景下有裸露的脉络膜大血管或不规则的色素。黄斑中心凹可发生出血、漆裂纹、Fuchs斑以及视网膜下新生血管。眼底荧光造影有助于视网膜下新生血管的诊断。

（3）特发性黄斑裂孔　常发生于60～80岁，多见于老年女性。患者视力显著下降，其中央注视点为暗点，黄斑呈圆形或椭圆形红斑，约1/4～1/2PD，在裂隙灯显微镜联合接触镜或非接触镜下可见视网膜光带中断现象，孔区裸露脉络膜，孔周有淡灰色的环形神经上皮脱离，孔内可有黄色颗粒，有时孔前可见漂浮的盖膜。多数患者保持旁中心视力，较少患者发生视网膜脱离。

（4）特发性黄斑视网膜前膜　常见于50岁以上，男女均可发病，20%为双侧，患者出现视力不同程度减退、视物变形等病状。发病初期黄斑区视网膜表面反光混乱，似一层玻璃纸样，进一步发展牵拉视网膜，出现黄斑皱褶，血管扭曲，大血管弓向中央移位，逐渐纤维增殖形成灰白色纤维膜；严重增生者可牵拉形成黄斑裂孔乃至视网膜脱离。尚无有效药物治疗，如果仅有视力进行性下降，且明显视物变形，则可行玻璃体切割术剥除黄斑前膜。

（5）视网膜脱离　视网膜脱离分为孔源性视网膜脱离、牵拉性视网膜脱离及渗出性视网膜脱离，最常见类型为孔源性视网膜脱离。孔源性视网膜脱离发生在视网膜裂孔形成的基础上，液化的玻璃体经裂孔进入视网膜感觉层与色素上皮之间，形成视网膜脱离。多见于老年人、高度近视和眼外伤后。患者初发时有“飞蚊症”或眼前漂浮物，某一方位有“闪光感”。眼前阴影遮挡，与视网膜脱离区域相对应。累及黄斑时视力明显减退。眼压多偏低。检查见脱离的视网膜呈灰白色，不透明，视网膜隆起，其上有暗红色的视网膜血管。玻璃体有液化及后脱离，玻璃体内含有烟尘样棕色颗粒。用检眼镜检查可发现裂孔。孔源性视网膜脱离需手术治疗。眼外伤、视网膜血管病致玻璃体积血、眼内手术、葡萄膜炎等均可发生玻璃体或视网膜下机化条带，造成牵拉性视网膜脱离，此病需行玻璃体切割联合视网膜复位术治疗。而渗出性视网膜脱离是由于眼内一些疾病如原田病、交感性眼炎、视网膜脉络膜肿瘤等造成的，也可因其他疾病如恶性高血压、妊娠高血压综合征等造成。患者视网膜脱离一般无视网膜裂孔，此病主要是针对原发病进行治疗。

（6）视网膜色素变性　患者进行性夜盲，晚间行走困难，晚期视力障碍，最终失明。眼底可出现视乳头颜色蜡黄，视网膜血管一致性变细，视网膜周边部及后极部出现骨细胞样色素。视野检查，早期有环形暗点，随着病情发展，视野逐步缩小，晚期仅残留中央管状视野。患者中心视力可以较好，但因视野严重缩小，患者可出现行走困难，此病至今尚无有效治疗方法。

（7）前部缺血性视神经病变　本病多发生于老年人，高血压、动脉硬化、心血管疾病为常见的病因。患者视力急剧减退。开始为单眼发病，数周至数年另一眼也可发病。眼底检查：视盘多为局限性灰白色水肿，相应处可有视盘周围的线状出血，后期出现视网膜神经纤维层缺损。早期视盘轻度肿胀呈淡红色，为视盘表面毛细血管扩张所致。视野缺损常为与生理盲点相连的弓形或扇形暗点。

(8) 中心性浆液性脉络膜视网膜病变　患者视力下降，眼前有暗影，视物变形，如变小、变远。眼底可见黄斑有一圆形反光轮，中心凹暗红，光反射消失，可有灰白色视网膜下纤维蛋白沉着，在双目间接检眼镜下，黄斑呈圆顶状盘状脱离区。荧光造影检查：在静脉期于黄斑部有1个或数个荧光素渗漏点，逐渐成喷射状或墨迹样，扩大为强荧光斑。

(9) 糖尿病性视网膜病变　糖尿病性视网膜病变是糖尿病患者眼部最严重的并发症。患者早期可无自觉症状，病变累及黄斑后有不同程度的视力减退，其眼底表现为视网膜静脉扩张、动脉硬化、微血管瘤、视网膜深层和浅层出血、硬性渗出、棉絮状斑、视网膜水肿、黄斑囊样水肿。病情进一步发展则出现视网膜新生血管，新生血管反复出血，视力进一步下降，导致牵拉性视网膜脱离的发生。

(10) 高血压性视网膜病变　患者有高血压病史，慢性病程者的视网膜小动脉普遍变细为特征，可见动脉变窄、管径不均、铜丝或银丝状改变，以及动静脉交叉压迹、视网膜内出血，常可伴有视网膜中央静脉阻塞或视网膜中央静脉分支阻塞。若高血压进一步发展，控制不佳，进入晚期，则可出现视盘水肿、视网膜出血及水肿，棉絮状斑。

(11) 视网膜静脉阻塞　视网膜静脉阻塞是临床上最常见的视网膜出血性疾病之一，也是较易致盲的眼底病，仅次于糖尿病性视网膜病变，老年患者较多，与心、脑血管疾病、动脉硬化、高血压、糖尿病等关系密切。阻塞的部位可发生于视网膜中央静脉主干、半侧或某分支。

患者视力下降，其视力受损程度不等，轻度病变眼可能只感觉有少许黑影，严重者视力可下降到0.01以下。眼底改变差异亦相当大。严重病例视网膜出血多而密，多为沿大静脉走行的火焰状、片状出血，间有絮状白斑，视乳头和附近的视网膜水肿，视网膜静脉高度迂曲扩张，部分被出血遮蔽，此为缺血型。另一部分病例在病变未累及黄斑时可无自觉症状，眼底仅沿血管散在出血，静脉扩张，此为非缺血型。其中部分患者可发展为缺血型。随病情发展，一旦出现黄斑水肿则视力下降。病程较长者黄斑区可出现黄白色星芒状硬性渗出。晚期阻塞的血管呈白线状。缺血型患者可见新生血管形成，新生血管反复出血，大量出血进入玻璃体腔，可形成机化条索，牵拉视网膜，最终形成牵拉性视网膜脱离。

（12）视网膜静脉周围炎　患者多为青年男性，常双眼患病，但两眼病变的发病时间和严重程度可不一致。患者视力急剧减退，眼底检查：可因大量玻璃体积血而不能看见眼底，但数日后大部分出血可戏剧性被吸收，此时检查眼底除玻璃体混浊外，视网膜静脉充盈，病变主要位于周边部，受累的视网膜小静脉扩张迂曲，甚至扭曲，血管旁伴白鞘或部分静脉表面条块状灰白色渗出物。该区视网膜有浅层出血，出血进入玻璃体致玻璃体混浊。晚期视网膜小血管闭塞，累及黄斑则形成黄斑囊样水肿，视力减退。反复大量出血，形成机化条索可牵拉视网膜造成视网膜脱离。荧光造影示受累的视网膜小静脉管壁染色，荧光素渗漏，毛细血管扩张，可见微血管瘤，周边可见无灌注区和引起严重荧光渗漏的新生血管。

（13）玻璃体积血　玻璃体本身没有血管，血液来源于邻近组织。由于玻璃体是重要的屈光介质，所以玻璃体积血可不同程度地影响视力。引起玻璃体积血的常见病因有：视网膜血管性疾病：如糖尿病性视网膜病变、视网膜静脉阻塞、视网膜静脉周围炎、高血压性视网膜病变等；眼部的各种手术以及外伤亦可造成玻璃体积血；

此外，视网膜裂孔形成时撕裂血管出血亦可造成玻璃体出血。少量积血时，患者仅有飞蚊症，或不同程度的视物模糊，眼底检查可见玻璃体内点状、尘状、絮状混浊漂浮。大量积血时，血液进入玻璃体腔致玻璃体高度混浊，视力严重下降直至仅存光感，眼底检查见微弱的红光反射，红光反射亦可消失。积血长时间不吸收，可形成机化条索，机化条索牵拉视网膜可致牵拉性视网膜脱离。

(14) 视神经乳头炎　大多数患者视力急剧下降，突然发病，数日间恶化，多在0.1以下，短期（2~5天）可降至黑朦，早期（1~2天）有前额部疼痛、眼球及眼球深部痛。瞳孔常不等程度散大，单眼者直接对光反应迟钝或消失，间接对光反应存在，相对性瞳孔传入障碍阳性，双眼黑朦者，瞳孔散大，直接和间接对光反射均消失。眼底视乳头色潮红，轻度水肿，视乳头隆起不超过2~3D，筛板模糊及生理凹陷消失。视乳头周围视网膜水肿呈放射状条纹，视乳头表面及边缘有小出血，视网膜静脉怒张弯曲或有白鞘，病变波及黄斑部时可有水肿，视野检查可见中心暗点或视野向心性缩小，以红绿色觉改变为明显。

(15) 颅内病变　脑血管病变、脑外伤等可造成大脑枕叶视中枢的损伤，造成皮质盲，患者双眼全盲，瞳孔光反射完好，眼底正常，视觉诱发电位异常。

(16) 角膜病变　包括角膜白斑和角膜血管翳。角膜白斑若在瞳孔区会产生严重的视力影响。肉眼可见角膜组织部分或全部呈瓷白色，引起角膜白斑的原因有细菌性角膜炎、真菌性角膜炎、单疱病毒性角膜炎、角膜软化症、棘阿米巴性角膜炎、角膜基质炎、神经麻痹性角膜炎、暴露性角膜炎、蚕食性角膜炎及角膜穿孔伤。角膜血管翳常发生于严重的沙眼及角膜热烧伤后，角膜血管翳遮挡瞳孔区将严重地影响视力。

(17) 中心性渗出性脉络膜视网膜病变　好发于20~50岁，常为单眼发病，视力减退、视物变形、视野中有中心暗点，黄斑区或黄斑旁区出现圆形、黄白色或黄褐色微隆起渗出物，约1/4～1个视乳头直径并出现水肿。在疾病发展过程中，病灶边缘出现视网膜下新月形或轮状出血。眼底荧光造影早期出现不同形态的脉络膜新生血管膜，呈强荧光，渗漏迅速。

(18) 慢性闭角型青光眼　多见于50岁左右的男性。多数人有反复发作的病史。其特点是有轻度的眼部不适，发作性虹视及视物不清，休息后可缓解。少数人无任何症状，偶尔遮盖健眼发现患眼视力严重减退甚至失明。通常眼局部不充血，前房较浅，眼压升高时角膜一般透明或轻度水肿，瞳孔轻度散大，光反射大多正常。眼压升高，一般高眼压约40～60mmHg。前房角均为窄角，部分房角闭塞，部分开放。反复发作后出现不同程度周边虹膜前粘连，晚期房角则完全闭塞。视野早期正常，反复发作之后，眼压持续升高，视神经受损时出现视野缺损，出现弓形暗点及鼻颞侧阶梯，周边视野向心性缩小，晚期形成管状视野及颞侧视岛。眼底早期可完全正常，随病情发展，可呈现不同程度的视乳头凹陷扩大及视乳头苍白萎缩。

(19) 开角型青光眼　患者多数没有自觉症状，仅少数人感到头痛、眼胀或视物不清。早期眼压不稳定，需测量24小时眼压曲线才有助于诊断，一昼夜眼压差≥8mmHg，双眼眼压差≥5mmHg。早期眼部可无任何改变，晚期可出现瞳孔轻度散大和虹膜萎缩，前房深度正常。眼压描记：房水流畅系数常低于正常，晚期房水流畅系数≤0.11。眼底：视乳头杯盘比值≥0.6，双眼杯盘比相差0.2，视网膜神经纤维层缺损，视乳头凹陷呈垂直椭圆形扩大，视乳头边缘宽度不一，晚期边缘宽度变窄，呈苍白色。视野：早期有旁中心暗点及鼻侧阶梯状暗点，随病情发展可出现鼻侧视野缺损及向心性视野收缩等，晚期形成管状视野。房角为宽角。

(20) 正常眼压青光眼　具有特征性的青光眼视盘损害和视野缺损，但眼压始终在统计学正常范围内。一般认为正常眼压青光眼是由于视神经本身存在某些异常，如供血不足，视神经对眼压的耐受性降低，即使在正常眼压下，视神经也受到损害。正常眼压青光眼可伴有血流动力学危象、心血管疾病、血管痉挛性疾病，如低血压、偏头痛。视盘出血、视盘沿下方或颞下方切迹、视盘周围萎缩也更为多见。

(21) 中间葡萄膜炎　是一组累及睫状体扁平部、玻璃体基底部、周边视网膜和脉络膜的炎症性和增殖性疾病。多发生于40岁以下，男女发病率相当，常累及双眼，可同时或先后发病，通常表现为一种慢性炎症过程。患者发病隐匿，多不能确定确切发病时间，视力不同程度下降。患者一般无睫状充血，角膜可有羊脂状或尘状角膜后沉着物，轻度前房闪辉。玻璃体雪球状混浊最为常见，多见于下方玻璃体基底部，呈大小一致的灰白色点状混浊。睫状体平坦部雪堤样改变是特征性改变，是指发生于睫状体扁平部伸向玻璃体中央的一种舌形病灶，多见于下方。常发生下方周边部视网膜炎、视网膜血管炎和周边部的视网膜脉络膜炎。

(22) 脉络膜炎　患者无眼部刺激症状。眼前有黑影飘动，视力有不同程度减退，还可有闪光感、视物变形、玻璃体混浊。急性期眼底呈局灶性或播散性边界不清，大小不一的黄白色渗出灶，病灶位于视网膜血管下。病灶处视网膜水肿，有时可见到小出血斑。炎症消退后，病灶部位脉络膜发生萎缩，暴露出粗大的脉络膜血管及白色的巩膜组织。

得了白内障一定会失明吗?

首先，必须明确2点：①并非所有的晶状体混浊都是“白内障”。随着我国人民经济、医疗卫生条件的提高，很多地区，或是单位都会组织定期的体检，有时候，就会发现有“晶状体混浊”，但此时视力仍可以尚佳，如1.0。其原因从前面的叙述中，不难解释，只有通过瞳孔这个“光圈”的光线受到影响，视力才会下降，如果晶状体的混浊在周边部，在虹膜后面，就不会影响视力。从前文所说的“白内障”的定义中，也特地包括视力标准在内。②并非所有的白内障都会发展到严重影响视力的水平。还是有相当部分的白内障病变，直至患者临终时，仍稳定在仅轻度影响视力的水平。

即使白内障病变很严重，也不用恐慌，它不是一种绝症，也没有传染性。目前随着科技的进步，医疗仪器及技术进一步发展，如接受超声乳化吸除＋人工晶状体植入术，大多数白内障患者都会获得比较良好的视力。

但是若白内障患者还患有其他严重影响视力的眼疾，如青光眼、葡萄膜炎、糖尿病性视网膜病变、视网膜脱离等疾病，患者没有得到及时有效的治疗，就会造成患者失明。

得了白内障眼睛会疼痛吗?

从前文对晶状体结构的叙述中，我们可以发现，晶状体内是没有神经的。所以，单纯的白内障只引起视力的逐渐下降，而不是有任何疼、痒等感觉。

但是，在老年性白内障逐渐成熟过程中，晶状体可以逐渐膨胀，变大，在这期间，晶状体就像小溪中不断膨胀的巨石，可能会导致眼内“溪流”——房水循环障碍。一方面，睫状体还在持续分泌房水，另一方面，房水流动又受到阻碍，无法进入正常吸收通道，水越积越多，眼压就会不断升高，从而导致青光眼的发生。这时就会出现眼胀痛，还可能伴有偏头痛、恶心、呕吐，严重者还会有一大堆后遗症。所以，对于不断膨胀的晶状体，建议可尽早处理。

得了白内障一定要马上治疗吗?

许多人是在常规的每年体检中，被检查的医师告知：

“你有白内障了”。但事实上，其中的大部分只是存在轻微的晶状体混浊，视力可能仍在0.8，甚至1.0左右，从世界卫生组织的定义而言，还够不上“白内障”的标准。这时，一般都不考虑手术治疗，如果有条件的话，可以考虑采用药物治疗。常用药物有：①辅助营养类药物：如无机盐配方、游离氨基酸配方、维生素C、维生素E等。②醌型学说相关药物：如吡诺克辛（卡他林，白内停）等。③抗氧化损伤药物：如谷胱甘肽等。④中医中药：如石斛夜光丸、麝珠明目液和障翳散等。

这些药物有些据称“能够减缓白内障的发展”，但是到目前为止，还没有一种药物被明确认定为可治愈白内障。

如果是在视力已经明显下降，或者视力略有下降，但自己感觉生活工作已受到很大影响时，再经医生诊断为“白内障”，而且适合手术的时候，在充分的准备后，可以马上手术治疗。

在家里能自我检查到白内障吗?

得了白内障后，最常见的感觉就是视物逐渐模糊，视力逐渐下降，而且是没有疼痛的。

但是，一般很难在家中，通过照镜子的方法检查到白内障。道理很简单，我们的眼球最外面的是角膜，晶状体还藏在瞳孔后方，如果没有专业的眼科知识或是专门的眼科检查设备，是难以发现晶状体混浊的。另外，如果是虹膜后方的周边部分晶状体发生混浊，就更加发现不了了。绝大多数情况下，患者必须到医院去，经眼科医生的检查才能发现白内障。

只有到了成熟期白内障，晶状体完全变成乳白色混浊，在家里通过照镜子，自己能够检查到瞳孔正中的“白色”。此时，视力已经很差，基本上必须接受手术治疗了。

白内障与性别有关吗?

在国内外的一些研究中，女性人群中老年性白内障的发病略高于男性人群，并且认为这与女性更年期体内激素水平的变化有关。但也有一些研究并没有发现不同性别间白内障发病的差别。

外伤性白内障中，男性患者比女性多，这是因为男性从事体力劳动的机会可能多于女性，也就增加了外伤的风险。

有些先天性白内障，是与不同的性别相关的，这是遗传学上的问题，在这里不多赘述了。

白内障与人种有关吗?

白内障的发生是不分人种的：白种人、黄种人、黑种人都可发生白内障。

国外曾开展过不同人种的白内障发病情况研究，结果发现，眼睛的颜色似乎与白内障发病有一定关系，如眼睛颜色浅的人患白内障的比例比眼睛颜色深的人高。也就是说，白色人种白内障的发病率可能比黄色人种或黑色人种高。研究组推测，这可能是由于浅色眼睛对光线更为敏感，或者是浅色的虹膜对强光线的遮挡不如深色虹膜的缘故，但最后结论还有待进一步研究证实。

我国有多少白内障患者和白内障盲人?

我国白内障患者的数量是很难精确估算的。一方面，我国幅员辽阔，大量的农村或贫困地区人民没有良好的医疗条件，或是经济水平低下，甚至双眼都失明了，也不去看病。而我国也一直缺乏对这些人群的调查资料，无法获取准确的信息。另一方面，由于医疗条件的地区差异，眼科诊断和治疗能力在全国各地良莠不齐，白内障的手术量也很难准确计算。

初步估计，目前我国有白内障患者500多万，其中急需手术治疗的白内障盲人有将近200万。

我国每年新增白内障盲人约为40万人。我国每年的白内障手术量较低，也就是说，这些白内障盲人一直在不断地累积。2001年，我国白内障手术量终于超过了当年新发生的白内障盲人数量！对我国眼科医生而言，防治白内障盲任重而道远。

据世界卫生组织不完全统计，全世界盲人约有2700万~3500万，其中白内障盲人约1600万~2100万。我国的白内障盲人数仅次于印度，排名全球第二。

我国北方人比南方人更容易得白内障吗？

可以肯定的是，高强度的日光照射和紫外线辐射下，白内障发病将增加。法国的一项研究选择了南部地中海沿岸城市中2500名60岁以上老人作为研究对象，结果发现，在阳光充足地区生活时间长达30年以上者和在工作和生活中经常接触强光者，如电焊工和喜欢户外活动的人，患白内障的比例大大高于其他人群。相反，渔民虽然经常在户外作业，但由于经常是在夜间、清晨或傍晚工作，实际上暴露在强光下的时间并不多，所以患白内障的比例相当低。此外，习惯佩带太阳镜的人比其他人患白内障的比例低40%。

几乎所有大于300nm的紫外线均能穿过正常人的角膜和房水，随着年龄的增长，紫外线将产生荧光色基在角膜内蓄积。波长小于300nm的紫外线，因臭氧层的存在而不能达到地球表面。目前已知长波紫外线（300~400nm）可造成晶状体蛋白质的化学变化及生长活跃的上皮细胞的病变。有实验表明，大剂量紫外线辐射，可诱发老鼠的急性白内障。人眼晶状体终生处于紫外线照射下。正常情况下，虽然只有少量的阳光射线进入眼内，但晶状体长期遭受紫外线照射后，可产生累积性的光化学损伤。除阳光外，人为的紫外线辐射也有作用，如摄影灯、某些工业生产中的光照等。

另外，目前也已在鼠、兔的实验性白内障中得到证实：晶状体比其他眼组织能更有效地吸收长波紫外线。光化学累积损伤的结果，可产生晶状体显色团。当晶状体老化时，紫外线产生的荧光显色团数目和浓度均有所增加。照到晶状体的紫外线，几乎全部被游离分散的小分子和蛋白芳香族基团吸收。光化学激发自由基，使色氨酸和其他芳香族氨基酸转化为光氧化产物（主要是带颜色的荧光化合物），且聚集在老年人晶状体和带颜色的白内障中。具有荧光性的化合物与蛋白质结合，可转化为不可溶的蛋白质，并进一步氧化。在晶状体蛋白质缓慢更新和高度稳定的发育过程中，最终就导致了白内障的发生。

我国南方人比北方人更容易得白内障，因为我国南方更接近赤道区，日照量要比北方强，接受紫外线照射的量更大。

我国高原地区人群比平原地区人群更容易得白内障吗？

是的。正如前文所说，是因为高原地区的紫外线强于平原地区，高原地区人群较平原地区人群接收了更多的紫外线照射。

因此，我国西藏地区白内障的发病是全国最高的。

我国农村人群比城市人群更容易得白内障吗？

我国农村人群白内障发病的确高于城市人群。可能的原因为：

(1) 农村人群长期在田间耕作，防护措施差，接受日光照射量大，晶状体更容易受到紫外线辐射损伤。

(2) 农村人群经济条件一般不如城市人群，长期饮食中蛋白质摄入量少，贫血或营养障碍的比例高，晶状体细胞更容易受到损伤。

我国白内障防治工作现状如何?

1980年以来全国的眼病流行病学调查资料表明，白内障为致盲的主要原因。各地积极开展筛查和手术治疗白内障。全国残疾人联合会把白内障复明纳入工作范围，极大地推动了防盲治盲工作。1988年国务院批准实施的《中国残疾人事业五年工作纲要》将白内障手术复明列为抢救性残疾人三项康复工作之一。1991年国务院批准的《中国残疾人事业“八五”计划纲要》中又明确规定了白内障复明任务。全国各省、市、自治区也相继成立了防盲指导组，建立和健全防盲治盲网络，运用各种方式积极开展工作。我国的防盲治盲工作呈现了大好局面，且正以多样化形式发展。建立县、乡、村三级初级眼病防治网络是一种最常见形式，它将防盲治盲工作纳入了我国初级卫生保健，可以发挥各级眼病防治人员的作用。组织眼科手术医疗队、手术车到农村和边远地区巡回开展白内障复明手术。开展评选“防盲先进县”是我国现阶段做好防盲治盲工作，尤其是白内障防治工作行之有效的方法。这些防盲先进县有一些共同特点：①成立了县级防盲治盲领导小组，规划、组织和协调了权限的防盲治盲工作。②依托原有的县、乡、村三级医疗卫生网，建立了三级眼病防治网，组成了眼病转诊系统。③积极培训基层眼病防治人员。④大力宣传眼病防治知识。⑤筛选白内障盲人，积极组织手术治疗，由于目前我国多数眼科设施和眼科医生仍集中在大中城市，农村和边远地区白内障复明工作仍需进一步开展。大规模白内障手术治疗的质量还有待进一步提高。目前常用的手术方式有超声乳化白内障摘除＋人工晶体植入术、小切口白内障摘除＋人工晶体植入术及现代囊外白内障摘除＋人工晶体植入术。随着我国人口的增加及人口逐步老龄化，目前全国约有白内障患者500多万，急需手术治疗的白内障盲人200多万，每年新增白内障盲人40万人，因此白内障的防治工作任重而道远。

年纪大了都会得白内障吗?

最常见的白内障类型是年龄相关性白内障，以往也称为“老年性白内障”。顾名思义，肯定和高龄相关。但是，并不是所有老人都会得白内障。

老年性白内障的形成，不是单一原因所引起，年龄仅仅是其中一个可能的因素而已，它是有着相当复杂的因素累及的结果。这里有个人身体健康方面的原因，也有周围环境的影响。老年性白内障的病因较为复杂，可能是环境、营养、代谢和遗传等多种因素对晶状体长期综合作用的结果。流行病学调查研究表明，过多的紫外线照射、过量饮酒、吸烟、妇女生育多、心血管疾病、高血压、精神病、外伤等与白内障的形成是有关系的。

从个体而言，首先是随着年龄的增长，晶状体的结构逐渐走向衰老，构成晶状体的蛋白质也会逐渐老化，由可溶性蛋白变成不溶性蛋白，这表现在年龄越大的人发生白内障的机会也越大。另外，生活中的多种慢性疾病对白内障的发生发展也起促进作用。

在环境中，特别是日光中的紫外线照射到晶状体，引起晶状体结构上的改变，加快白内障的发展。例如在青藏高原地区，紫外线照射较强，对晶状体的损伤大，那里居民发生白内障的机会较多，且发病年龄也比北方和平原地区早。

这种种影响因素都有着一个长期缓慢积累作用的过程，所以在年纪越大的人群中，白内障的发生率也越高。

但是我们在日常生活中也看到有一些老年人，年过七旬，甚至八旬开外，身体依然健康，视力仍在正常范围，晶状体仅为极轻的混浊，达不到“白内障”的诊断标准。这些健康的老年人的生活经验也许对如何预防白内障有一定的启迪。

只有老年人才会得白内障吗？

正如前文所说，各种先天或后天的因素，只要引起晶状体混浊，并影响视力，就是白内障。年龄相关性白内障（老年性白内障）只是这其中最常见的一种，除此之外，还有以下这些类型：

（1）先天性白内障　晶状体的新陈代谢过程是相当复杂的，很容易受到多种因素的影响。自从在母亲子宫里，眼睛开始发育形成，至出生后到老年，只要有了干扰晶状体代谢的因素，就会发生白内障。例如，母亲在怀孕时罹患风疹或单纯疱疹病毒感染、腮腺炎、麻疹、水痘等，可引起胎儿的晶状体混浊，形成先天性白内障。这是由于此时晶状体囊膜尚未发育完全，不能抵御病毒侵犯，而且晶状体蛋白合成活跃，对病毒感染敏感。此外有1/3先天性白内障与遗传有关，常见为常染色体显性遗传。母亲在怀孕期间，特别是怀孕头3个月内应用一些药物，如全身应用糖皮质激素、磺胺类药物或暴露于X－射线也是先天性白内障的病因。母亲怀孕期间患有代谢性疾病，如糖尿病、甲状腺功能不足、贫血、甲状腺功能亢进、手足搐搦症、维生素极度缺乏等也可形成先天性白内障。此外，早产儿、胎儿宫内缺氧等也可形成先天性白内障。先天性白内障的类型有前极白内障、后极白内障、全白内障、膜性白内障以及缝性白内障、纺锤形白内障、珊瑚状白内障等。

（2）代谢性白内障　因代谢障碍引起的晶状体混浊，称为代谢性白内障，常见的有：①糖尿病性白内障：糖尿病时血糖升高，进入晶状体内的葡萄糖增多，己糖激酶被饱和，醛糖还原酶活化，将葡萄糖转化为山梨醇在晶状体内蓄积，细胞内渗透压升高，晶状体纤维吸水肿胀而混浊。糖尿病性白内障分为真性糖尿病性白内障和合并老年性皮质性白内障。②半乳糖性白内障：多见于儿童，为常染色体隐性遗传。患儿缺乏半乳糖－1－磷酸尿苷转移酶和半乳糖激酶，使半乳糖不能转化为葡萄糖而在体内积聚，经房水渗入晶状体后，是晶状体纤维肿胀而混浊。③手足搐搦性白内障：又称低钙性白内障，由于血清钙过低引起，低钙患者常有手足搐搦。多由于先天性甲状旁腺功能不足，或甲状腺手术中甲状旁腺受损，或因营养障碍，使血清钙过低。低钙增加了晶状体囊膜的渗透性，晶状体内电解质平衡失调，影响了晶状体代谢。

(3) 并发性白内障　是由于眼部疾病引起的白内障。眼部的炎症或退行性病变，引起眼内环境的改变，是晶状体营养或代谢发生障碍，导致混浊。常见于葡萄膜炎、视网膜色素变性、视网膜脱离、青光眼、眼内肿瘤、高度近视、低眼压等。眼前节疾病所致的白内障多由前囊膜或前皮质开始，而眼后节疾病所致的白内障多由前囊膜或前皮质开始，而眼后节疾病则相反。高度近视所致者多为核性白内障。

(4) 药物及中毒性白内障　由于长期应用或接触对晶状体有毒性作用的药物或化学药品所致。常见的药物有糖皮质激素、氯丙嗪、抗肿瘤药物、避孕药及缩瞳剂等，化学药品有三硝基甲苯、二硝基酚、萘和汞等。①糖皮质激素性白内障：长期口服或滴用糖皮质激素所致。白内障的发生与用药量和时间有密切关系。用药剂量大和时间久，发生白内障的可能性大。少数患者在停用糖皮质激素后，晶状体的改变可逆转。②氯丙嗪性白内障：氯丙嗪为抗精神病药，长期大量服用后可引起角膜和晶状体毒性，形成白内障。③缩瞳剂性白内障：某些缩瞳剂如毛果芸香碱等长期应用可引起晶状体前囊下混浊，停药后混浊不易消失，但可停止发展。④三硝基甲苯性白内障：三硝基甲苯是制造黄色炸药的原料。长期接触三硝基甲苯的工人，晶状体周边部出现密集的小点混浊，逐渐进展为楔形并相互连接构成花瓣状或盘状混浊。

(5) 放射性白内障　因放射线所致的晶状体混浊。①红外线所致白内障：多发生于玻璃厂和炼钢厂的工人中。熔化的高温玻璃和钢铁产生的短波红外线被晶状体吸收后，引起晶状体混浊。②电离辐射所致的白内障：电离辐射的射线包括中子、X－射线、γ线及高能量的β线，照射晶状体后导致白内障。潜伏期长短不等，与放射剂量和年龄有直接关系。剂量大、年龄小者潜伏期短。③微波所致白内障：微波来源于太阳射线、宇宙射线、雷达、微波炉等。大剂量的微波可产生类似于红外线的热作用。晶状体对微波敏感。因为微波的剂量不同可产生晶状体不同的损害，类似于红外线所致的白内障，晶状体出现皮质点状混浊，后囊膜下混浊和前皮质羽状混浊。

（6）外伤性白内障　眼的机械性损伤（挫伤、穿孔伤），化学伤，电击伤和辐射均可引起晶状体混浊，统称外伤性白内障。①挫伤性白内障：眼部被钝器，如拳头、木块击打后，眼球表面没有破裂，但房水和血液循环发生改变，也就是说晶状体周围环境变化了，引起晶状体混浊。②穿孔性外伤性白内障：眼球被锐器，如剪刀，铁丝等扎伤，眼球表面有明确的破口，眼球穿孔同时伴有晶状体囊破裂，房水进入晶状体内，晶状体纤维肿胀，变性、导致混浊。③辐射性白内障：由红外线、X－射线，γ射线，快中子辐射等使晶状体及其囊膜受外伤引起。④电击性白内障：发生于雷击、触电后，致白内障的电压多为500～3000V。雷击白内障多为双侧性，触电白内障多为单侧性，与触电部位同侧。

（7）常见于白内障手术后发生的后发性白内障，在治疗篇中再给您详细介绍。

当然，老年性白内障在各种类型白内障中最为常见，占总数的一半以上。而其他类型的白内障，有的可以预防，发病率反而有所下降，不大常见了。

如何尽早发现先天性白内障？

先天性白内障指出生前后即存在，或出生后才逐渐形成的先天遗传或发育障碍的白内障，它是一种较常见的儿童眼病，是造成儿童失明和弱视的重要原因。新生儿先天性白内障的患病率为0.5%左右。先天性白内障可为家族性，也可散发；可单眼或双眼发病；尚可伴发眼部或全身其他先天性异常（综合征），先天性白内障多有特征性的晶状体混浊形态。先天性白内障致病原因可分为遗传因素、环境因素以及原因不明三类，三者各占1/3。

大多数白内障患者发展缓慢，视力进行性逐渐减退，且一般无任何不适感觉，尤其是儿童。本身不会诉说病情，如果家长不细心观察孩子的一举一动，是很容易忽视孩子眼睛毛病的。在眼科门诊中，时常可以看到孩子入学前由母亲带来看病，医生检查视力，还不到0.1，裂隙灯显微镜检查发现患儿为先天性白内障，这时母亲才大吃一惊，后悔自己没有及时带孩子到医院来检查眼睛。其实这主要是孩子家长平时没有细心观察孩子的一举一动，未注意孩子眼睛的内在变化，造成难以挽回的后果，遗憾终生。那我们如何才能尽早发现孩子的先天性白内障呢？应从以下几方面注意观察：

（1）仔细观察孩子的一举一动　孩子刚生下来时，一般眼球的前后径比较短，多为远视，视力发育也不健全。随着年龄的增长，眼球逐渐变长，远视度数慢慢减少，视力逐渐提高。正常情况下，拿一玩具或颜色鲜艳的东西放在3个月大小的婴儿面前，其眼睛或头会随着玩具的移动而有跟随运动。1岁以内婴儿虽然视力较差，但其可主动拾起身边的玩具或拿取食物。如果患儿有白内障（尤其是双眼患者），这些能力明显减弱，即应到医院检查。对于大一些的儿童，首先表现出的是生活能力下降及不协调。如对看电视及鲜艳的画面不感兴趣，不能够准确拿取小物品或玩具，阅读及写字距离书本过近等，有时可表现为一只眼视物（看书时需歪着脑袋），较同龄儿童行动迟缓，不爱到户外活动，不愿和小朋友在一起玩耍等。有些家长发现孩子这些表现，错误地认为孩子还太小，胆子小，长大以后就好了。还有一种表现：

孩子出生时双眼球偏小或双眼大小不对称（差别过大），几个月或几年后发现孩子眼珠不自主转动，有时翻白眼或“对眼”，有的家长认为这是孩子的不良习惯或一般的“斜眼”，无故训斥或打骂孩子，强迫其改正，其实这种眼珠转动是孩子自己无法控制的，它是由于视功能不好或生来就有的。家长若发现孩子有上述情况，应当带孩子到医院检查，看是否有先天性白内障。

(2) 注意孩子瞳孔区（瞳仁）变化　正常发育的婴儿，两只眼球大小应基本一致，角膜（黑眼珠）透明，用手电光照射瞳孔可见明显的舒缩反应，晶状体透明。如发现患儿瞳孔区变白或灰暗，无光泽，应马上到医院请医生检查。

(3) 注意观察孩子的眼球运动　如果发现孩子眼珠不自主的抖动，应积极查找原因，到医院请眼科医生检查患儿有无先天性白内障、先天性虹膜、脉络膜缺损等内眼病。

(4) 注意观察患儿有无代偿头位　所谓代偿头位，指一只眼视力不好或看不见东西，患儿视物时常用视力较好的眼，导致看东西时歪着脑袋，头部偏向视力好的一侧，只用一只眼视物，如有此种表现，应请眼科医生检查有无先天性白内障。

(5) 注意检查孩子的视力　正常发育的幼儿，3 岁时即可理解动物视力表的图像，因此，家长应尽早带孩子到医院检查视力，以及发现先天性白内障。此外，给孩子检查视力时要有耐心，多给予表扬、鼓励，争取孩子的合作，这样才能查得准确。

先天性白内障会对婴幼儿产生怎样的影响?

多数先天性白内障视功能较好，有的甚至终生未被发现，仅仅表现为不同程度、形态各异的晶状体混浊。但是对于那些双眼全白内障、较重的绕核性白内障，出生时即视力不好，这些严重影响视力的先天性白内障，若没有得到及时有效的治疗，易形成形觉剥夺性弱视。形觉剥夺性弱视是因先天性白内障阻碍了光线对眼球光感受器的刺激，导致视觉系统发育迟滞。此外，有些先天性白内障还合并有眼部其他畸形（如虹膜、脉络膜缺损、小眼球、小角膜、视神经萎缩等），由于其自幼视力障碍，一定程度上影响了与外界交流，也会影响患儿的智力发育。弱视的治疗必须在儿童视觉发育的早期进行，并且在专业医师指导下进行长期、系统、合理的治疗才有可能取得较好的治疗效果。先天性白内障发生越早，白内障程度越重，治疗越晚，弱视越严重，越难以彻底治愈。目前先天性白内障已成为婴幼儿失明的第二位原因。

白内障能治愈吗?

白内障属于可治性盲，通过白内障手术可将大多数白内障盲人恢复到接近正常的视力。

手术治疗是各种白内障的主要治疗手段，目前常用的治疗白内障的手术方法有：①超声乳化白内障吸除＋人工晶体植入术；②小切口白内障摘除＋人工晶体植入术；③现代白内障囊外摘除＋人工晶体植入术。白内障囊内摘除术已很少使用，只用在不具备囊外摘除手术条件的地区。

名医与您谈疾病丛书

病因篇

随着年龄的增长，晶状体会发生哪些改变？

正如前文所叙述的，晶状体主要是由晶状体囊膜、晶状体上皮及蛋白含量丰富的晶状体纤维组成的。正常的晶状体是透明的，无血管，其营养主要来自于房水。随着年龄的增加，四五十岁后，晶状体会慢慢发生硬化，房水成分和晶状体囊膜的渗透性改变及代谢紊乱时，晶状体蛋白会发生变性、水肿，晶状体纤维之间有水分进入，出现水裂，或者形成空泡，此时晶状体由透明逐渐变为混浊。这就是老年性白内障发病的基础。

老年性白内障形成中主要原因有蛋白质的变性，不溶性蛋白、钠和钙等含量的增加，钾和维生素 C 减少和谷胱甘肽的缺如。晶状体蛋白中 85% 为水溶性的白蛋白，水溶性白蛋白可以转化为不溶性蛋白，年龄越大，不溶性蛋白含量越多；另外，维生素 C 缺乏、晶状体 pH 的改变以及一些有毒物质渗入晶状体都可引起晶状体蛋白的变性，发生混浊。对于老年人，晶状体氧化损伤是白内障形成的最初因素，白内障形成的危险因素包括饮酒过量、吸烟过多、妇女生育过多及某些全身性疾病等，但至今老年性白内障形成的机制尚不完全清楚，还有待继续研究。相信在人类全部基因密码解密后，随着纳米技术的发展，可望对白内障的成因有明确的解释。

此外，随着年龄的增长，晶状体的调节能力下降，10 岁时晶状体的调节幅度为 13～14D，40 岁时为 6D，60 岁时为 0，这种改变与晶状体囊膜弹性下降、晶状体核硬度增加等因素有关。晶状体调节幅度下降时，人们看远看近的调节功能也受限。最常见的表现是随着年龄的增长，看近物逐渐费力，需戴老花眼镜，并且度数逐渐加深。

必须指出，每个人发生晶状体混浊和调节能力下降的时间都不一样，同一个人的双眼先后发生晶状体混浊的时间、混浊的严重程度也往往是不一样的。

白内障是如何发生的?

正如前文所叙述，晶状体位于虹膜与玻璃体之间，最外层有囊膜保护，仅允许小分子量的物质通过，内层有晶状体上皮细胞，再往里有排列整齐的晶状体纤维等，周围有房水提供营养，才能保证晶状体透明。所以晶状体混浊，发生白内障的原因肯定与这些组织的异常相关。也就是说：晶状体囊膜损伤，晶状体囊膜的通透性改变，房水的异常，晶状体细胞代谢紊乱，晶状体蛋白发生变性就将造成晶状体混浊。

然而，科学研究永远是艰难的。目前国内外的学者仍然只知道白内障可能与年龄老化、遗传、代谢异常、紫外线过度照射、外伤辐射、中毒、局部营养障碍、眼内某些疾病等有关。但具体这些因素是怎样引起白内障的？哪个因素是启动病变过程的？哪个又是主导性的因素？确切的发病过程又是怎样的？这些问题仍然不完全清楚。

常见的白内障有哪几种呢?

在前文中已有提及，这里简单地将常见的白内障类型叙述如下：

(1) 老年性白内障。最常见，与年龄有关，多见于50岁以上者，80岁以上老年人几乎100%患有不同程度的白内障。在众多致盲原因中，老年性白内障是第一致盲因素。

(2) 出生后就存在或幼年时发生的先天性白内障。与遗传性、染色体变异、胎内感染等有关。

(3) 与人体代谢障碍相关的代谢性白内障。常见于糖尿病、甲状旁腺功能不足等患者。

(4) 眼内炎症、出血、高度近视、视网膜色素变性、青光眼等疾病导致的并发性白内障。

(5) 长期应用或接触对晶状体有毒性作用的药物或化学药品所致的药物及中毒性白内障。常见的药物有糖皮质激素、氯丙嗪、抗肿瘤药物、避孕药及缩瞳剂等，化学药品有三硝基甲苯、二硝基酚、萘和汞等。

(6) 因放射线所致的放射性白内障。放射线包括红外线，中子、X－射线、γ射线及高能量的β射线以及微波等。

(7) 由眼外伤导致晶状体变混浊的外伤性白内障。可以由车祸、钝器伤害、尖锐物品的刺伤引起。

(8) 白内障手术后的后发性白内障。主要是指在白内障摘除术后残留的晶状体上皮增生以及由其他组织转化来的细胞增生而引起的囊膜混浊或机化膜，位于瞳孔中心并且混浊到一定程度时可影响视力。

长期戴隐形眼镜会引起白内障吗?

现在的隐形眼镜普遍使用高分子材料制造。研究表明，虽然品牌不同、材料不尽相同，但几乎所有的隐形眼镜在紫外线等射线辐射下，都会逐渐分解变质，使得原来材料的分子产生变异，这些分解后的小分子，有的会透过淋巴循环到达眼内晶状体，和晶状体组织结合，形成新的聚合物。如果聚合物少，会从眼球内排到眼球外。但是，当聚合物的量多时，其大小会超过排出孔的大小，眼球内的杂物就会堆积在晶状体内，逐渐形成白内障。

因此，如今不少近视患者为了美观、方便，都戴上了隐形眼镜，但是为了减少白内障的发病机会，需要长时间接触电脑的人要尽量减少佩戴的时间，在休息时一定要把隐形眼镜取下来，让眼球有充分的时间排出废物，否则日积月累，就可能导致白内障的发生。

什么是自由基，自由基在白内障发生过程中起到什么作用？

不配对电子的氧分子就是自由基。正常的氧分子有四对电子，当氧分子失去一个电子后就成为自由基，它们在机体内到处漫游，抢夺别的电子使自己配对，同时就损伤了任何与其接触的细胞和组织，并形成连锁反应，直至遇到维生素C、维生素E、β胡萝卜素等抗氧化剂将其中和掉，或被机体产生的一些酶捕获，才告罢休。氧化破坏作用和产生连锁反应是自由基的重要特征。人体正常的新陈代谢都会产生自由基，但在特殊的情况下，如在化学物质、环境污染、阳光辐照、射线辐射、细菌、病毒、寄生虫、食物脂肪等的环境下，尤其自身的免疫能力低下的时候，体内会产生大量自由基，大量自由基的氧化破坏作用和连锁反应使人体的细胞和组织受到损伤。

近年来许多研究工作者通过大量实验室研究认为白内障可能是许多因素的综合结果，自由基引起的晶状体氧化损伤有可能是各种因素作用的共同途径。众所周知，氧化损伤是人体衰老的主要原因，白内障的形成亦不例外。晶状体本身有着一定的防御氧化损伤的功能，如晶状体中存在一些清除剂及其他一些有机物，可以清除某些特殊反应的中间产物，对抗自由基引起的晶状体氧化损伤，其中主要有维生素C、维生素E、β胡萝卜素、谷胱甘肽、抗氧化酶等，此外，还有各种微量元素和矿物质亦参与晶状体蛋白质的代谢。一旦这些维生素及有关成分缺乏，代谢紊乱，氧化蛋白质成分增加，晶状体则逐渐混浊形成白内障。所以，一些专门抗氧化的药物相继问世用来治疗白内障。

白内障会遗传吗?

基因是遗传的物质基础。要证明白内障会遗传，就必须找到与白内障发病相关的基因。

到目前为止，还没有发现老年性白内障的致病基因。

不少先天性白内障肯定与遗传相关，约1/3先天性白内障有明确的家族史，目前已经确定了18个基因和11个独立位点的突变与其有关。

21世纪初，中国科学院上海生物工程研究中心的科研人员在世界上首次发现了儿童遗传性白内障致病基因。研究人员首先在中国的3个遗传性儿童白内障家系中，发现热休克蛋白转录因子的基因发生了突变。他们还与加拿大不列颠哥伦比亚大学合作检查了100年前发现的丹麦的一个白内障大家系，鉴定了热休克转录因子4基因的另外一种突变。这一发现进一步证实了他们已经发现的引起儿童遗传性白内障的致病基因。这为白内障机制研究、正确诊断和有效治疗提供了新的思路。

目前，对先天性白内障遗传基因的研究正方兴未艾，相信白内障的遗传性研究会更加深入。

哪些职业的人群容易得白内障?

白内障的发生与强光照射和紫外线辐射、药物等是密切相关的。所以，以下这些职业的人群容易得白内障：

（1）野外工作人员，如地质勘探人员、经常下地干活的农民等。

（2）飞行员、宇航员、导游等。

（3）长期在高海拔地区，如西藏、云南、新疆等地生活、工作者。

（4）炼钢厂工人、烧炉工，吹玻璃的工人。

（5）长期接触某些化学药品者。

哪些全身性疾病的人群容易发生白内障？

常见的有：

（1）人体代谢紊乱　如糖尿病性白内障、半乳糖性白内障、手足搐搦性白内障等代谢性白内障。

（2）造成严重营养障碍的疾病　如严重的肝脏疾病，严重的腹泻等。

（3）遗传性疾病　如21三体综合征等。

（4）长期服用可导致白内障的一些药物　如激素、治疗精神病的氯丙嗪等。

白内障与内分泌有没有关系？

白内障和人体的内分泌系统是有关的。全身性内分泌疾病主要是通过影响人体内正常物质代谢，导致代谢异常或代谢障碍引起的晶状体混浊。常见的有：

（1）糖尿病性白内障　糖尿病发展到一定程度，往往会发生白内障，严重时可致失明，为糖尿病的并发症之一，发病的机制很复杂，在此不多赘述。糖尿病患者的白内障发生较早，进展较快，容易成熟，有时晶状体会在1～2个月内突然全部变混浊。非胰岛素依赖性糖尿病患者，白内障发生时间较正常的人为早，但症状、体征与老年性白内障相似。胰岛素依赖性糖尿病患者，若血糖控制不好，晶状体可在数周或数月内完全混浊，其特征是晶状体囊下皮质的点状或雪片状混浊。

真性糖尿病性白内障多发生于30岁以下、病情严重的幼年型糖尿病患者，常为双眼发病，进展迅速，晶状体可能在数天、数周或数月内全部混浊。开始时，在前、后囊下的皮质区出现无数分散的、灰色或蓝色雪花样或点状混浊。可伴有屈光变化，当血糖升高时，房水渗入晶状体内，使之更加变凸，形成近视；当血糖降低时，晶状体内水分渗出，晶状体变扁平，形成远视。

（2）半乳糖性白内障　为常染色体隐性遗传。患儿体内缺乏半乳糖－1－磷酸尿苷转移酶和半乳糖激酶，使半乳糖不能转化为葡萄糖而在体内积聚。组织内的半乳糖被醛糖还原酶还原为半乳醇。醇的渗透性很强，在晶状体内的半乳糖醇吸水后，晶状体囊膜破裂，引起晶状体混浊。可在出生后数日或数周内发生，多为板层白内障。

（3）手足搐搦性白内障　低钙患者常有手足搐搦，又称低钙性白内障，由血清钙过低引起。多由于先天性甲状旁腺功能不足，或甲状腺手术中甲状旁腺受损，或因营养障碍，使血清钙过低。孕期、哺乳期亦可发病，低钙增加了晶状体囊膜的渗透性，晶状体内电解质平衡失调，影响了晶状体代谢。有手足搐搦、骨质软化和白内障三项典型改变，晶状体混浊表现为许多白色、红色、蓝色或绿色微小结晶分散在前后皮质内，混浊区与囊膜有一透明分界。

从白内障防盲治盲的角度来看，控制全身内分泌系统原发病是非常重要的。

肥胖、身高与白内障有关吗？

在美国关于营养与疾病的研究结果发现，白内障的发生风险与体重增加有关，体重指数（BMI）超过27.8的人，白内障的发生率比BMI低于22的人高30%，BMI大于30的人群比其他人群白内障的发病率要高36%。虽然核性白内障的危险没有增加，但后囊下白内障的风险肥胖人群增加了68%。

然而，白内障的发生几率还与肥胖的体型有关，腰围过胖的苹果型人群与臀围过胖的梨型人的BMI都较高，前者面临心脏病与其他疾病的危险要大于后者，面临白内障的危险也比后者高30%，这可能是由于腹部脂肪引发内分泌发生改变。因此，美国临床医学家们计算了腹部与臀部的比例。他们发现，在超重人群中，苹果型人群会产生过量的C反应蛋白，高浓度的C反应蛋白是一种心脏病危险因子，还会增高白内障发病危险，肥胖也可引发其他疾病，如糖尿病或高血糖，从而加速白内障的形成。研究人员认为，这可能与血糖控制不良或炎症反应的化合物增多（肥胖人群会出现的两种情况）有关。保持合适的体重指数可能会防止或延迟白内障的发生及减少手术的需要，科学家预计，如果降低体重可将白内障的发生时间后延。如果知道肥胖与白内障的关系，就可以刺激某些人控制自己的体重，减少白内障手术对患者及家庭的经济负担和对发展中国家的社会负担。

美国科学家还发现，不论一个人有多胖，那些6英尺（约183cm）以上的人比5英尺7英寸（约170cm）以下的人更易患白内障。目前，白内障与身高的这种关系究竟是什么原因还不清楚。

白内障发病与情绪有关吗?

以往有些电影、小说中描写的人物因过分悲痛或情绪低落，一下子双目失明，而现实生活中这种情况极少见，往往是由于这些人原来就存在一些全身性和眼部的疾病，情绪也仅仅是一个不太重要的诱发因素，使原来的眼部疾病加重或全身性疾病波及眼部。一般来说，情绪异常不会一下子引起白内障。

发生哪些眼部疾病时常同时发生白内障?

在患有眼内炎症（如虹膜睫状体炎、脉络膜炎）、眼内出血、高度近视、视网膜色素变性、青光眼、视网膜脱离、角膜溃疡、陈旧性眼外伤和眼内肿瘤等眼部疾病时，影响晶状体的营养和代谢而引起的晶状体混浊，可以在原发病的不同阶段发生白内障。

哪些药物和化学品会诱发白内障?

长期接触化学物质或使用某些药物可导致不同程度的晶状体混浊，其中药物包括皮质类固醇、抗精神失常药（氯丙嗪）、缩瞳剂、抗肿瘤药物、避孕药等，化学物质包括苯及其化合物、萘、金属等。长期用皮质类固醇可引起白内障，它表现为后囊下皮质性混浊，停药后可逐渐消失，但长期应用可发展为完全性白内障。长期服用抗精神失常药氯丙嗪，总量在2500g以上可出现晶状体前后囊下棕色或灰白色小点沉着并向深部发展。长期应用某些治疗青光眼的缩瞳剂如毛果芸香碱等可引起晶状体前囊下混浊，停药后虽然可停止进展，但已有的混浊不易消失。三硝基甲苯白内障（TNT白内障）多发生在接触TNT二年以上的人员，初起时晶状体核及前后皮质内有点状混浊，逐渐发展成环状、楔形、盘状至完全混浊。金属如铜、铁、汞、银、锌等对晶状体有毒性作用，长期接触这类金属或含金属的化学物质，会发生白内障。

哪些眼部外伤会导致白内障?

眼的机械性损伤（挫伤、穿孔伤），化学伤，电击伤和辐射均可引起晶状体混浊，统称外伤性白内障。

（1）挫伤性白内障　眼部被钝器击打后，虹膜瞳孔缘会对晶状体冲击，其表面的色素会印在晶状体前囊表面，相应部位的晶状体囊下可能出现环形或弧形混浊，损伤前囊下晶状体上皮时可引起局限性花斑样混浊，有些静止不再发展，有些可向纵深发展，使白内障进一步加重，影响视力。这种白内障还可能合并有晶状体半脱位或脱位。

（2）穿孔性外伤性白内障　眼球被锐器扎破穿孔后，同时可伴有晶状体囊破裂，房水进入晶状体内，晶状体纤维肿胀，变性，导致混浊。微小的囊破裂可自行闭合，混浊局限在破口处。囊破裂较大者晶状体纤维肿胀范围大，最后引起晶状体全部混浊，晶状体皮质通过囊膜破口，进入前房和堵塞房角时，还会引起继发性青光眼。

(3) 辐射性白内障　由红外线、X－射线，γ射线，快中子辐射等使晶状体及其囊膜受外伤引起。主要表现在后囊下皮质盘状及楔形混浊，边界清楚，渐渐发展到全部皮质。前囊下有空泡或点状混浊。若有上皮细胞增生可形成致密的膜。

(4) 电击性白内障　发生于雷击、触电后，致白内障的电压多为500～3000V。雷击白内障多为双侧性，触电白内障多为单侧性，与触电部位同侧。混浊位于囊下皮质，逐渐发展为完全混浊。常伴有电弧光黄斑灼伤，中心视力较差。

导致婴儿发生先天性白内障的原因有哪些?

先天性白内障是儿童常见眼病，为出生时或出生后第一年内发生的晶状体混浊，可为家族性的或散发的；可以伴发或不伴发其他眼部异常或遗传性、系统性疾病。各种影响胎儿晶状体发育的因素，都可能引起先天性白内障。

(1) 约1/3的患者与遗传有关。常见的遗传方式为常染色体显性遗传。如伴有眼部其他先天异常，通常是隐性遗传或伴性遗传。

(2) 母亲怀孕头3个月发生病毒性感染，如风疹、麻疹、水痘、腮腺炎、流感等，可引起胎儿的晶状体混浊。这是由于此时晶状体囊膜尚未发育完全，不能抵御病毒侵犯，而且晶状体蛋白合成活跃，对病毒感染敏感。

(3) 孕妇，特别怀孕头3个月内服用一些药物，如糖皮质激素；某些抗生素，特别是磺胺类药物；或暴露于X－射线辐射。

(4) 孕期患有代谢性疾病，如糖尿病、甲状腺功能不足、营养和维生素极度缺乏等。得了病随意服药，也会引起白内障，这种白内障常合并有眼部及其他先天畸形。

激素跟白内障有什么样的关系？

新的研究发现，雌激素替代疗法不仅能预防和治疗绝经后女性骨质疏松症，而且还可减少绝经后女性患白内障的危险，研究结果还显示，使用雌激素1~2年的女性患白内障的危险比不使用雌激素的女性要少20%，而那些使用雌激素时间长达10年的女性，危险更是减少了60%。

与雌激素相反，因长期眼局部或全身大量使用皮质激素会增加发生白内障的风险。

强光照射眼睛是否会引起白内障？

强光特别是太阳光紫外线对晶状体损伤较大，照射时间越长，患白内障的可能性越大。研究显示，紫外线与白内障呈因果关系。根据世界卫生组织统计，白内障是全球致盲率最高的疾病，我国约200万人因患白内障而失明，并估计其中高达20%的病例为紫外线的影响。因此在艳阳高照的夏日，人们为了防止强烈紫外线，阳伞、遮阳帽、长袖衣物、防晒乳液全都出笼，提醒大家此时也不要忽略了眼睛的保护，应注意佩戴过滤紫外线辐射的眼镜。

环境污染与白内障有关吗？

在人们生存的自然环境中，各种化学物质如工业三废、有毒农药、装修涂料等，可通过孕妇危害胎儿，引起先天性白内障。视环境中的光污染可致近视和白内障，大致可分为三种：一是室外视环境污染，如建筑物的反光外墙；二是室内视环境污染，室内瓷砖造成的光污染就属于这一类；三是局部视环境污染，如书本纸张等。其中，抛光砖、仿古砖因采用了相关的技术使砖面的光亮度增加，造成其对光的反射系数变高，甚至比毛面装饰物的反射系数高出10倍左右。已经证实，白内障的发生、发展均与紫外线照射有关。自然界的大气污染可以破坏臭氧层，因而紫外线辐射增强，诱发白内障。

长期使用手机可以引起白内障吗?

以色列医学研究人员发现，手机发出的微波辐射可以对眼组织产生影响，使之出现白内障先兆，同时还会干扰眼睛的聚焦能力。长期使用手机可以引发包括白内障在内的永久性眼部损伤。

在研究过程中，科学家们从雄性小牛（其眼部构造和人眼相似）的眼部取得晶状体，并将其暴露在一定的热度和微波辐射之下，其程度与长时间使用手机所造成的温度和辐射相当，一段日子后，这些晶状体与其他未暴露在微波辐射热下的晶状体进行比较，以鉴别其生物学变化。研究人员发现，暴露在微波辐射热下的晶状体，其聚焦光束的作用减弱，这会导致眼睛看到的是模糊不清的图像。当停止暴露在这种环境下之后，晶状体的损伤也逐渐恢复。微波辐射同时也会使晶状体组织内部形成泡沫，这种影响不会随着时间的流逝而消失。晶状体泡沫则是白内障或永久性眼部损伤的先兆。

对此，该项研究的负责人利瓦伊·舍希特教授警告说，手机发出的微波可以导致无法挽回的损伤。因此建议那些经常使用手机的人们，在能够使用固定电话的时候尽量避免使用手机，家长和老师也应该慎重看待学生使用手机的问题。

微波和辐射对晶状体有害吗，受到辐射会导致白内障吗？

据美国《宇宙日报》报道，参加“阿波罗”号登月飞行的宇航员们在他们的座舱中，第一次看到了人类从未见过的宇宙美景，同时他们的眼睛也感到了不适，看到眼前有美丽的宇宙小火花不时在闪烁。以后太空实验室中的宇航员们，如美国航天飞机的机组人员及俄罗斯“和平号”空间站的驻站人员，都有同样的感觉。他们在回到地球后，很多人得了白内障。到现在为止，已有39位宇航员患了这种病。这些宇航员的发病时间早晚不等，有的在太空飞行后4～5年，有的在十多年后。那么，这是什么原因呢？科学家认为，导致宇航员们眼病的原因来自宇宙射线，他们在太空中看到的闪烁的小火花其实是由对宇航员有严重伤害的宇宙射线造成的，该射线是比原子更小的宇宙粒子，它们像子弹一样冲击着宇航员眼内的视网膜，使其大脑产生错觉，仿佛眼前不断出现闪光。宇宙射线的长时间照射会令宇航员的眼睛受到严重伤害，是宇宙射线诱发了眼球晶状体中增长因子变异，使晶状体透明的光纤细胞发生病变，导致晶状体混浊，白内障的发生。

使用电脑会诱发白内障吗？

暴露于电离辐射是白内障晶状体混浊的危险因素，电脑键盘、鼠标、屏幕、主机都会产生一定量的辐射，据说在电脑桌前放置仙人掌有助于减少辐射，因为仙人掌是在日照很强的地方生长，所以吸收辐射的能力特别好，因此那些在工作、生活中长期与电脑接触的人们可以在电脑桌前放置仙人掌，吸收辐射、保护眼睛。

哪些营养因素与白内障有关?

水分、蛋白质、维生素和一些微量元素与晶状体代谢密切相关，补充蛋白质，眼球的角膜、晶状体和视网膜都需要蛋白质和维生素 A，缺乏时会引起角膜病变、白内障、夜盲症。为了保护眼睛，人们应该逐渐养成吃瘦肉、鱼类、蛋类的习惯，更要多吃乳类和大豆制品，因为这其中的蛋白质丰富而质优；人们除了经常补充鱼肝油外，还应常吃点鸡肝、羊肝、猪肝、胡萝卜、香菜、油菜、菠菜等及食物油，因为维生素 A 要溶解在脂肪内才能吸收。老年人由于生理功能的退化，包括牙齿脱落，食欲减退，消化与吸收功能下降，导致营养物质总体摄入量减少。故老年人平时应多食用富含维生素 A 的食物。还可以额外补充一些维生素营养制剂，全面补充人体每日所需营养，以保护自己的眼睛。

食物中盐过多会导致白内障吗?

澳大利亚科学家发现，食用盐量大的人患白内障的危险性增加。白内障是晶状体混浊，可导致失明。在研究中他们发现，食用大量钠盐的人比食用少量钠盐的人患白内障的机会增加两倍。而这种白内障，是给视觉上带来危害最严重的一种白内障。研究人员调查了 3000 名 49 ~ 97 岁的成人，并要求他们填写了一份食物问卷。其中，160 人患有较晚期的白内障，970 人患有与钠无关的其他类型的白内障。研究小组还发现，摄取高剂量盐的人除了易患白内障，还易患糖尿病、高血压。不仅从调查中可以发现盐的摄取与白内障的关系，在以往动物和人的试验中也发现盐和白内障有关。

吸烟会诱发白内障吗?

吸烟可以使体内自由基增多，白内障又是由于人体内氧化反应产生的自由基作用于眼球的晶状体所致，吸烟会引起白内障，影响视力。科学研究发现，吸烟正成为危害眼睛健康的大敌，会促发白内障。美国哈佛大学医学院研究人员发现，与那些从不吸烟的人相比，每天吸 20 支以上香烟的人，患白内障的可能性是不吸烟人的 2 倍，吸烟量越大，患白内障的可能性也就越大。

饮酒会诱发白内障吗?

研究表明，酒精摄入量高与白内障的发生率高相关，但具体的机制尚不太清楚，可能是大量饮酒伴随暴饮暴食，生活极度不规律，影响中枢和植物神经系统导致肝脏、胃肠道功能失调，打乱了消化系统对食物消化吸收和解毒的正常节律，导致胃肠道吸收不良，营养缺乏，从而容易发生白内障。另一个原因可能是大量饮酒，酒精在体内转化为乙醛，与晶状体蛋白反应，引起并加重白内障。

但是从另一方面来说，适量饮酒能降低患白内障的风险，因为酒精本身就是一种抗氧化剂，它能有效阻止眼晶状体细胞被氧化；红酒、啤酒中的各种氨基酸也能防止眼晶状体细胞被氧化，因而也有助于减少患白内障的风险。大家必须清楚，只有适量饮酒，才会有益健康。

受教育程度与白内障的发病有关吗?

一般来说，受教育程度的高低与白内障的发病并没有直接联系。以往的调查发现受教育程度低，白内障发生率较高，这原因应该是多方面的，可能是由于受教育程度较高的人，相对地较容易学习科学知识，有较好的生活和饮食习惯，同时经济条件也较好，比较注意身体营养，注意眼睛的防护，注意接受医生嘱附，因而发生白内障的时间可能较晚、程度也较轻。

名医与您谈疾病丛书

症状篇

得了白内障后，会出现哪些眼部症状？

白内障的主要症状（指患者的主觉感受）是视力减退、视物模糊，表现为：

（1）渐进性视力下降，视物模糊。

（2）眼前出现固定不动的黑点，这些黑点在注视一个强光背景时特别明显。

（3）单眼复视（即看 1 个物体有 2 个影像）、多视（即看 1 个物体有 3 个或以上影像）、物象变形或出现重影。

（4）视力模糊，但并无疼痛。

（5）佩戴眼镜度数经常发生变化，原有的老视度数减轻。

（6）视物有刺眼感或在注视点周围有星形、束状等点彩样光晕。

（7）颜色看起来不鲜明或呈棕黄色。

（8）夜间视力不佳。

在明亮光线下，瞳孔缩小，眼睛的光通道变窄，白内障更容易阻挡入眼光线。因此，许多白内障患者在明亮光线下视力更差。而且光线周围出现晕圈，眩光和散射光。当白内障患者从暗处进入明亮环境时，或在明亮的灯下阅读时视力模糊特别明显。同时患有青光眼和白内障的患者，在滴用缩瞳药后因瞳孔缩小，视力也会明显下降。

眼前“飞蚊”感是白内障的症状吗？

白内障的主要症状是视力模糊、减退；在白内障发展过程中，有晶状体局限性混浊时，眼前会出现固定不动的黑点，这黑点在注视一个白色强光背景时特别明显，如果出现以上症状，那是属于早期白内障的症状。如果眼前见到的能动的黑影（点状、条状、片状、云状），那不是晶状体混浊，也不是患白内障的先兆，而是晶状体后面的组织玻璃体的问题，常见的有玻璃体混浊（俗称“飞蚊症”）。如果黑影较多、影响视力，这就需要检查。玻璃体混浊和因眼底病引起的玻璃体积血，前者不影响视力，若不合并眼底病变那就不需治疗，后者则要根据病因进行药物治疗或手术治疗。

白内障会引起突然视力下降吗？

从白内障的致病危险因素及发病机制上看，大部分白内障对视力的影响是一个逐渐发展的过程，一般不会引起突然的视力下降。对大多数老年性白内障患者，一般都有逐渐的视力下降的过程，但若对其日常生活无明显影响，大多数老年人并不会引起重视，直到白内障发展到中央视轴部分（也就是我们看物体的视线正中心线位置），可能会出现视力下降的突然加剧而影响到生活质量，此时患者往往会到医院就诊。对于一些代谢性白内障，如糖尿病性白内障等，患者本身内分泌指标的改变会导致晶状体屈光力的改变和白内障的加速发展，如糖尿病性白内障患者高血糖状态时会导致晶状体屈光指数改变，而造成眼睛的屈光度数突然发生变化，患者会感觉“视力突然下降”，但此种视力下降是由于患者的屈光度数改变造成的视物习惯改变形成的，并非真正的视力下降，而且这种状态会在血糖下降后有改善，如若血糖控制不好，晶状体可在数周或数月内完全混浊，对于患者的视力影响是十分明显的。对于外伤性白内障来说，包括眼球穿孔伤所致的白内障、钝挫伤性白内障以及电击性白内障等类型，会出现一个突然的视力下降，因受外伤的严重程度而有所不同。

视力不下降就是没有白内障吗？

晶状体透明度变化是诊断白内障的重要依据。从广义上来讲，晶状体内出现任何混浊均可称作白内障，绝对透明的晶状体是不存在的。视力障碍程度和晶状体的混浊程度与混浊所在位置有关。周边的或局部的晶状体混浊没有发展到晶状体中央或没有影响到视轴的可以对视力没有影响，但是因此诊断的白内障对临床并无意义。因此，视力不下降不等于没有白内障，有了白内障也可以不影响视力。所以在白内障发展过程中，定时定量监测晶状体混浊变化规律，对发现白内障病因、判断以及治疗都有重要的意义。

白内障引起的视力下降和其他眼病引起的视力下降有哪些不同?

白内障引起的视力下降是视力的逐渐减退和视物模糊，除外伤性白内障之外，大部分是无痛和逐渐发生的。它的视力障碍程度和晶状体的混浊程度与混浊所在位置有关。远离视轴的晶状体周边部的混浊对视力无明显影响，而在晶状体后极部的微小混浊都可以严重影响视力。其他眼病如青光眼、视网膜脱离、视网膜血管疾病、视网膜脉络膜疾病、视神经疾病等出现的视力下降可能是突然发生的，对视力影响非常明显，部分可伴有疼痛。

为什么得了白内障后会产生眩光?

在医学上，根据晶状体混浊的部位，可以将白内障分为皮质型白内障、核型白内障和囊下型白内障。顾名思义，也就是指晶状体内的皮质区域、核区域和紧贴囊膜区域的部分发生了混浊。

皮质性白内障的特点是晶状体混浊自周边部浅皮质开始，逐渐向中心部扩展，占据大部分皮质。在皮质性白内障的进展期，晶状体纤维水肿和纤维间液体的不断增加，使晶状体发生膨胀，厚度增加。由于晶状体混浊会使入射光线散射而发生眩光现象。如在夜间迎面车灯照射下出现的眩光。还有一个影响因素是随着年龄增长晶状体混浊，人眼晶状体吸收处理紫外线的能力也会下降，而这一部分多余的杂光也会产生眩光而影响视网膜成像质量。

为什么有些白内障患者会出现单眼复视或多视？

在白内障发展过程中，尤其是核型白内障，晶状体混浊有不规则性和发生次序的不一致性，由于晶状体的屈光力改变，但是各部分的屈光力不一致，产生类似棱镜的作用，光线通过混浊的晶状体，产生不规则的屈光状态，则会出现单眼复视或多视等早期症状。

为什么有些白内障患者会产生色觉改变？

随着白内障程度的加重，晶状体的核在混浊过程中，伴随着颜色的变化，由淡黄色转而变为棕褐色或琥珀色。混浊晶状体对位于偏蓝光的光线吸收增强，使这类患者对这些光的色觉敏感度下降。白内障患者因此视物会出现颜色发黄发暗等色觉改变。但是这种改变是一个逐渐而渐进的过程，患者本身往往不会明显感觉到。常常是在一个眼睛白内障摘除手术后患者会发现两眼相比较之下，另一个未做白内障手术的眼睛视物颜色明显发黄发暗。

为什么有些白内障患者会出现视野缺损？

白内障患者出现的视野缺损是指在视野某一方向出现点状或片状的固定性黑影，尤其在强光背景下特别明显。这是由于晶状体混浊的不规则性和发生次序的不一致，使晶状体局部混浊特别致密，就可能在视野内出现阳性暗点，它与晶状体混浊所在位置同侧。当将瞳孔放大，由于进入光线较多和光圈效应，有时黑点会明显变小甚或消失。

年纪大了，老花眼度数却减轻了，这是好事吗？

年纪大了，看近的老花眼度数会发生变化，这是由于随着白内障的发展，晶状体的核硬化导致晶状体屈光指数增加，因而产生近视化改变。所以有时已有老视的患者看书反而不用戴“老花镜”，或是度数减轻了，这是白内障病程在进展的表现。但当晶状体核进一步硬化，近视程度超过“老花眼”程度时，患者的近视力又明显减退了。在早期糖尿病性白内障中，患者会因血糖升高，血液中无机盐含量下降，房水渗入晶状体，使晶状体增大变凸，屈光力增加，造成老花症状减轻或消失。因此，老花眼度数减轻，不要简单的归结为“返老还童”，还是应及时到正规医院眼科就诊，以明确诊断，早期治疗。

年纪大了为什么有时近视还会加深？

45 岁以上的人都会先后逐渐患有老年性白内障，一般来说，白内障大多是晶状体的皮质混浊，引起患者视力下降、视物模糊，这是一种较常见的情况。除此之外，有一种类型的白内障称为核型白内障，表现为近视或原有近视度数增加，而老花的程度则相对减轻，甚至在阅读时可摘下老花镜，这主要是由于晶状体混浊首先从晶状体的核心部开始，由于晶状体核密度增加，中央部的屈光指数增大，可产生屈光性近视。澳大利亚的眼科专家经过多年研究认为，核心白内障与过量紫外线辐射有关，紫外线导致的眼球晶状体损伤多数发生 30 岁以前，年轻时较多暴露于阳光下的人上了年纪时患白内障的几率要高得多，因此，在阳光灿烂的日子里，外出时要注意眼部的防护，戴上太阳镜。

什么是老年性白内障?

老年性白内障是我们常用的称谓，但并不准确，因为不少人刚过40岁就发生了符合诊断标准的晶状体混浊，而他们肯定还算不上老年人。因此，医学上目前用年龄相关性白内障的称谓。本书为便于大家的理解，还是借用老年性白内障的称谓方法。

老年性白内障是白内障中最常见的一种类型，约占了全部白内障人群的半数以上。据统计，老年性白内障在50~60岁人群中发病率35%，60~70岁人群发病率约80%，80岁以上人群中几乎人人都有白内障。

前文已叙述了晶状体随年龄增加而发生的退化改变。一般认为：在人类老化过程中，人体的营养、消化吸收功能与机体的代谢功能均逐渐减退，从而导致晶状体营养不佳，引起晶状体组织变性。此外，也有不少人认为是由于晶状体纤维硬化和脱水造成的。也就是说，当人体在老化过程中，晶状体纤维逐渐硬化，晶状体中央的核部收缩而晶状体周边部皮质被悬韧带牵拉，从而使周边部晶状体纤维间出现裂隙，引起晶状体混浊。也可能由于老化引起房水渗透压增加，使晶状体脱水而混浊。

老年性白内障多为双眼发病，一般是一先一后，主要表现在视力减退和视物模糊，在视野某一方面出现点状或片状固定性黑影，单眼复视、多视、散视，畏光，屈光度数的改变等。

老年性白内障有哪几类?

老年性白内障是最常见的白内障。多见于50岁以后，发病率随年龄增加而增加，病因在于全身功能减弱、晶状体代谢功能减退和其他因素。研究证明，遗传、紫外线、某些全身疾患、营养状况等因素与白内障形成有关，往往双侧患病，但两眼发病可有先后，引起视力进行性减退，由于晶状体混浊的部位、形态不同，会引起晶状体屈光力变化，出现多视，单眼复视，近视度增加现象。临床上老年性白内障分为皮质型、核型和囊下型三种类型。

(1) 皮质型白内障　以晶状体皮质部位灰白色混浊为主要特征。具体分期和表现见下文。

(2) 核型白内障　这种晶状体混浊多从胚胎核开始，逐渐扩展至成人核，早期呈黄色，随着混浊加重，色泽渐加深，如深黄色、深棕黄色。核的密度增大，屈光指数增加，患者常诉说老视减轻或近视增加。早期周边部皮质仍然透明，因此，在黑暗处瞳孔散大时，或在检查眼底扩瞳后，患者常有视力增进的感觉，而在强光下瞳孔缩小时视力会减退。

(3) 囊下型白内障　在晶状体后极部囊下的皮质浅层出现金黄色或白色颗粒，其中夹杂着小空泡，整个晶状体混浊区呈盘状，常与皮质及核混浊同时存在，因混浊常在晶状体后极部的中央区，离视网膜最近，对视轴干扰最大，早期即影响视力。

事实上，各类型老年性白内障之间无严格区分，仅仅是代表混浊以何部位为主的实际情况。皮质型老年性白内障最为常见，约占65%～70%；其次为核型老年性白内障，占25%～35%；囊下型老年性白内障相对比较少见，仅占5%。但这些类型在一眼中可以单独出现，也可以两种类型同时出现。

临床上皮质型白内障分几期?

皮质型老年性白内障是最多见的类型，按其发展过程可分为四期：

(1) 初发期　最初在晶状体周边部的皮质出现放射状的乳白色楔状混浊，其基底在周边部，尖端向瞳孔中心，混浊条纹之间皮质仍然透明，散瞳后，用彻照法检查可见晶状体在反射眼底的红色背景上出现黑色的楔状条状阴影，裂隙灯显微镜检查可见混浊位于周边部呈羽毛状，初期混浊发展甚慢，可达数月甚至数年，有的长期停留在此阶段而不发展。在此期间，由于未影响中心视力，一般视力正常，患者常常无自觉症状。进展到瞳孔区时，视力逐渐下降，可出现单眼复视，多视，眼前有黑影。

（2）未成熟期或膨胀期　晶状体赤道部的楔状混浊逐渐扩大并继续向瞳孔区和深层发展，全晶状体外观上呈现乳白色的混浊，但混浊并不均匀，原来的各个楔状混浊互相融合后，仍可清楚地显示放射状条纹。混浊的皮质吸收周围的水分肿胀，使混浊加重并向周围扩展，体积也渐增大，对房水的流动循环产生阻碍，这时有发生青光眼的可能。此期皮质层水分增加而使晶状体膨胀、前房变浅，此期间可发生继发性青光眼，因皮质尚未完全混浊，斜照法检查时投照侧虹膜在深层混浊皮质上形成新月形阴影，称为虹膜投影。

（3）成熟期　混浊扩展到整个晶状体，在未成熟期进入晶状体皮质的水分析出，水肿减退，晶状体体积回复原有大小，不再阻碍房水循环了。晶状体呈灰白色或乳白色。视力降至眼前指数或手动以下，此时晶状体囊腔内的张力降低，晶状体囊与皮质易分离，以往认为成熟期是白内障手术最理想的时期，目前随着白内障手术技术的提高和手术设备、器械的进步，已经不必等到白内障成熟明显影响患者生活时再手术。

（4）过熟期　晶状体皮质的蛋白质变性继续发展，纤维结构已完全破坏，外观上，放射状条纹消失，晶状体呈均一的白色混浊。晶状体皮质纤维分解乳化成为液体样成分，中央部仍然是固体结构的晶状体核自然下沉。晶状体体积缩小，囊膜皱缩，对前面虹膜的支持力也减弱，因此，可见虹膜震颤现象（虹膜震颤指的是虹膜在眼球转动停止后虹膜仍然像布幔受风吹动一样的震动）。乳化成液体的晶状体皮质，通过此时通透性增加的晶状体囊膜进入晶状体外，可产生葡萄膜炎或青光眼等，出现眼红、眼痛等明显的症状。

由初发期至成熟期所需时间因人而异，一般为5~10年不等，也有发展较快者。

为什么核型白内障患者在扩瞳后会自觉视力好转？

核型白内障就是晶状体混浊发生在晶状体中央的核部，影响到视轴区。早期核型混浊仅局限在晶状体中央较小范围的核心，周围还有透明的部分。因此，当患者进入暗处，或由于药物作用使瞳孔散大后，光线可通过混浊的核周围相对透明的部分进入眼内，而使患者自觉视力好转。早期这种类型白内障的患者常抱怨说：在暗处或房间里看东西挺清楚，但到室外散步就看不清楚，尤其是在阳光明媚的天气里啥都看不清楚，只好戴上墨镜看东西了。

随着核型白内障程度加重，晶状体核混浊的区域不断扩大，颜色逐渐加深，硬度加大，周边透明的区域不断减少，视力继续明显减退，发展到晚期时即使扩瞳，视力也不会提高了。

什么是先天性白内障，先天性白内障有几种？

先天性白内障是在胎儿发育过程中晶状体发育障碍的结果。表现为各种形态的混浊。先天性白内障可为单眼或双眼发病。多数为静止性，少数出生后继续发展，也有直至儿童期才影响视力。一般根据晶状体混浊部位、形态和程度分类。比较常见的有：

（1）前极白内障　为晶状体前囊膜中央视轴区局限性混浊，多为圆形，大小不等，一般多为双侧，静止不发展。

（2）后极白内障　为晶状体后囊膜中央视轴区局限性混浊，边缘不齐，可呈盘状。多为双侧，静止不发展，少数为进行性，对视力的影响较大。

(3) 花冠状白内障　与遗传有关，为双眼发生，静止不发展。

(4) 点状白内障　发生在出生后或青少年期，为双眼发生，静止不发展。

(5) 绕核性白内障　是儿童期最常见的白内障。可能与胎儿甲状旁腺功能低下、低血钙及母体营养不足有关，为常染色体显性遗传，常为双眼发生，静止性。视力可明显减退。

(6) 核性白内障　是较常见的先天性白内障。通常为常染色体显性遗传，少数为隐性遗传，多为双眼发病。瞳孔缩小时视力障碍明显，瞳孔散大时视力显著增加。

(7) 全白内障　以常染色体显性遗传最为多见，少数为隐性遗传，极少数为性连锁隐性遗传，多为双眼发生，有明显视力障碍。

(8) 膜性白内障　可单眼或双眼，视力损害严重。

许多先天性白内障患者常合并其他眼病或异常，如斜眼、眼球震颤、先天性小眼球、视网膜脉络膜病变、瞳孔扩大肌发育不良以及晶状体脱位、晶状体缺损、先天性无虹膜、先天性葡萄膜缺损、瞳孔残膜、大角膜、圆锥角膜、原始玻璃体增生症等。

先天性白内障主要表现为：①瞳孔区有白色反光，就是所谓的“白瞳症”；②眼球震颤（即眼球有节律的不自主的摆动）；③斜视（即两眼不能同时注视目标的状态）；④畏光；⑤合并的其他眼病，如小眼球脉络膜、虹膜缺损、视网膜脉络膜病变等。

先天性白内障能早期发现吗？

婴幼儿先天性白内障患者，尤其是单眼患病的，因缺乏主观症状，因此经常被误诊，只有当患儿瞳孔区出现白色反光，也就是所谓的白瞳症，才会引起家长和医生的注意。因此对家长来说，发现新生儿没有眼神，经常自己用手揉眼睛；不能注视，对光线的刺激没有任何反应，眼睛更不能随着光线游走；婴幼儿有瞳孔区出现白色反光而且缺乏光亮、眼球震颤、斜视、畏光以及其他如小眼球等其他眼部异常，应立即去医院检查，以便及早发现，让患儿得到及时有效的治疗。有家族白内障遗传病史者，更应注意新生儿的早期症状，以做到早期发现先天性白内障。

预防先天性白内障应从母亲怀孕时做起，怀孕期间应做到保持规律、健康的生活方式，杜绝不良的生活习惯，前3个月尽量别感冒，减少感染病毒的机会，不用药或在医生指导下用药；有家庭遗传白内障史的，应在孕中期做羊水穿刺检查，发现胎儿可能携带白内障显性基因的，可选择中止妊娠。

先天性白内障和老年性白内障比较有什么区别？

（1）首先从年龄及人群分布来看，可以发现60岁以上的老年人中超过90%晶状体有不同程度的混浊，而先天性白内障患者从出生时就已经存在晶状体混浊，其患病率1～6人/万人。

（2）发病因素　老年性白内障的诱发因素主要包括长期暴露于紫外线、长期高血糖状态、机体抗氧化能力不足、长期局部应用大量糖皮质激素等。此外，流行病学研究显示，吸烟和长期大量饮酒也会增加发生白内障的危险性。约1/3先天性白内障有明确的家族史，目前已经确定了18个基因和11个独立位点的突变与其有关。孕妇被感染、接受辐射、接受糖皮质激素治疗以及大量摄入酒精是先天性白内障的危险因素。

（3）临床症状　老年性白内障初发时对视力无影响或者轻度影响视觉质量，随着晶状体混浊加重，患者会逐渐出现视物模糊、视物变形、变色，最后严重影响视力及正常生活。先天性白内障患者若其晶状体混浊较轻且在周边部可对视力无任何影响，但若晶状体全混或混浊累及视轴将对患者的视力发育构成严重影响，引起弱视、斜视甚至眼球震颤。

(4) 就诊原因　老年性白内障患者多因视力渐进性下降、视物变形、变色而自行去医院就诊，另一部分症状不明显者通过常规体检被发现。先天性白内障患儿则因缺乏自我表达力及认知力，无法诉说视力异常而不容易被发现，多数家长察觉患儿存在斜视、眼球震颤或至学龄阶段体检发现视力异常时才到医院就诊，但此时常已错过最佳治疗时机。

(5) 晶状体混浊分类　从白内障形态来看，老年性白内障分为皮质型、核型和囊下型。皮质型白内障分为4期，初发期：晶状体周边部皮质呈楔形混浊，尖端指向中心；膨胀期（未成熟期）：晶状体皮质大部分呈变白色混浊，前房变浅；成熟期：晶状体全部呈无结构的白色混浊状态；过熟期：晶状体皮质液化，晶核下沉。核型白内障则见晶核色素沉积并随白内障程度加重颜色逐渐加深，可由黄色转为棕褐色。囊下型是晶状体后极部囊下紧贴的皮质浅层出现金黄色或白色颗粒。而先天性白内障形态各异，晶状体多数为点状混浊，还有花冠状、油滴状等，也可为全混浊。

(6) 治疗原则　由于目前尚无能够使晶状体代谢恢复正常和使混浊吸收的药物，故手术治疗是让各种白内障复明的惟一途径。

手术时机：对于老年性白内障的手术时机，主要根据患者视力障碍程度、晶状体混浊情况、患者主观意愿来决定，手术时间过晚会因白内障过熟，无法行超声乳化手术或超声乳化手术时间过长而影响术后视力恢复。先天性白内障患儿如果晶状体混浊影响视力或造成斜视，应在其全身情况允许时尽快手术，否则对患儿造成的形觉剥夺将严重影响其视力发育。对出生后即有双眼完全性白内障，一般出生后1~2个月内手术，最迟不超过6个月。先天性白内障患儿术后应及早配戴矫正眼镜，以免发生弱视。

人工晶体选择：老年性白内障患者可以依据患者眼

轴及角膜曲率，较精确地计算出白内障手术需要放置的人工晶体度数及术后的屈光状态，根据患者不同要求将术眼保留一定程度近视以利于读书看报，或者将术眼正视化便于看远。而行先天性白内障手术的患儿由于其眼球还处于发育阶段，眼轴及角膜曲率都会随年龄增长发生改变，因此选择人工晶体度数的原则主要是保证患儿成年后处于正视或者轻度近视的屈光状态，1 岁以内的患儿因眼球过小应 II 期再进行人工晶体植入，此外，学龄期儿童需要同时视近、视远，加之适应能力强，可以放置多焦型人工晶体同时满足视近、视远。

手术并发症：先天性白内障患儿术后早期葡萄膜反应比老年性白内障手术后重。由于眼球小，放置人工晶体后发生急性闭角型青光眼几率较高。后发性白内障是主要的长期并发症，接受手术时年龄越小，出现后发性白内障的比例也越高。

什么是后发性白内障？

后发性白内障是指晶状体受外伤以后，晶状体皮质未能完全吸收，所遗留的残余部分继发混浊，或由于白内障摘除手术后保留的后囊膜的上皮细胞增生，形成透明的珍珠样小体，逐渐增生形成一层不透明的机化膜，严重影响视力称为后发性白内障，简称后发障。白内障手术后发生的又称后囊膜混浊。

产生后囊膜混浊的原因是多因素的，但它的形成被认为与年龄有关。年龄大的患者后囊膜混浊的发生率较低，年轻患者发生的危险性非常大，儿童期白内障术后几乎均发生后发性白内障，发生的时间自手术后 3 个月到 4 年不等，通过裂隙灯检查可以确定晶状体后囊膜混浊的程度，但是后囊膜混浊程度并不总是和视力障碍程度成正比。当后发性白内障严重影响视力时，可用 Nd：YAG 激光将瞳孔区的后囊膜切开。如无条件施行激光成功治疗或囊膜过厚时，可做地区手术切除或剪开。

什么是代谢性白内障?

许多全身病，特别是内分泌障碍性疾病，引起机体内物质代谢异常，多合并不同类型的白内障，称之为代谢性白内障。常见的有：

(1) 糖尿病性白内障　近年来的研究表明，由于血糖增高，晶状体内葡萄糖含量增加，晶状体内醛糖还原酶活性增加，过多的葡萄糖转化为山梨醇。山梨醇蓄积在晶状体内，使细胞内渗透压增大，晶状体吸收过多水分而肿胀、变性，最终混浊。其分为两种类型：真性糖尿病性白内障：多见于胰岛素依赖性的糖尿病患者，患者年龄较轻，多为双眼发病，发展迅速，其特征是晶状体囊下皮质点状或雪片状混浊。若血糖控制不好，晶状体可在数周或数月内完全混浊。常伴有屈光改变：血糖升高时，血液中无机盐含量下降，房水渗入晶状体使之变凸，出现近视；血糖降低时，晶状体内水分渗出，晶状体变扁平而出现远视。合并老年性皮质性白内障：此型较多见。临床表现与老年性皮质性白内障相似，但白内障发生时间较正常的老年人早，进展更快。真正的糖尿病性白内障临床上比较少见，一般来说，以中青年糖尿病患者发病最高。对于中年以后发生的白内障，很难在糖尿病因素和老年因素之间做出准确鉴别。但有很多证据支持这样一种现象，即糖尿病因素可以使老年性白内障提早出现或加速其发展。

(2) 半乳糖性白内障　多见于儿童，由于与半乳糖代谢有关的酶缺陷所致，为常染色体隐性遗传病。患儿因缺乏半乳糖激酶、半乳糖-1-磷酸尿苷转移酶，半乳糖在体内蓄积，经房水渗入晶状体，导致晶状体纤维水肿、肿胀、混浊。

(3) 手足搐搦性白内障　系由于血钙过低引起的白内障。多由于甲状旁腺功能低下，手术损伤甲状旁腺或营养障碍致血钙过低所致。因低血钙患者常有手足搐搦故得此名，晶状体混浊表现为许多白色、红色、蓝色或绿色微小结晶分散在前后皮质内，混浊区与囊膜有一透明分界。对代谢性白内障，除药物或手术治疗白内障外，治疗全身性代谢疾病也十分重要。糖尿病性白内障患者应积极治疗糖尿病，控制血糖；对半乳糖性白内障患者给予无乳糖和无半乳糖饮食；对血钙过低者给予钙剂，维生素 D，必要时应用甲状旁腺制剂。

什么是并发性白内障?

就本质意义上讲，由全身或眼局部病变引起的白内障都属并发性白内障范畴。但与眼局部病变有关的并发性白内障是指由于眼部炎症或变性类疾病，以及眼内肿瘤或缺血等引起的白内障病变。随着内眼手术的开展如青光眼滤过手术、视网膜玻璃体手术后并发白内障临床上也逐渐增多。虹膜睫状体炎是引起并发性白内障的最常见原因。另外，眼部变性类的疾病，如高度近视、视网膜营养不良、视网膜脱离、绝对期青光眼，以及眼内肿瘤等，也是并发性白内障发生的常见原因。临床表现：患者有原发病的表现，常为单眼。眼前节疾病所致的白内障多由前囊膜或前皮质开始，而眼后节疾病则相反。由青光眼引起者，多由前皮质和核开始。高度近视所致者多为核性白内障。典型的并发性白内障病变进展缓慢，局部炎症得到控制，混浊可长期稳定而不发展。治疗：治疗原发病。已影响工作和生活，如患眼光定位准确，红绿色觉正常，可行白内障手术。不同类型葡萄膜炎引起的白内障，对手术反应不同，应根据炎症的类型，在眼部炎症控制后，手术摘除白内障；是否植入人工晶体应慎重考虑；手术前后，局部或全身应用糖皮质激素的剂量要大些，时间长些。

什么是外伤性白内障？

直接或间接性机械损伤作用于晶状体，使其产生混浊性改变，称为外伤性白内障。由于外伤的不确定因素，相应的治疗也会有所不同，包括白内障摘除的方法以及人工晶体植入的时间。外伤性白内障包括有钝挫伤性白内障：挫伤时瞳孔缘部色素上皮细胞脱落，晶状体前囊膜出现环形混浊，其下可有浅层皮质混浊。挫伤严重时晶状体囊膜破裂，房水进入晶状体而形成白内障。眼球穿通伤所致的穿通伤白内障：眼球穿通伤时往往有晶状体囊膜破裂，水分渗入晶状体而致混浊。若囊膜破口小，可自闭而形成局限性的混浊；若破口大，晶状体则完全混浊，且晶状体皮质可溢出至前房引起继发性青光眼或葡萄膜炎。若合并有球内异物，也可因异物引起的炎症反应或晶状体铁锈、铜锈沉着症等导致白内障的发生。辐射性损伤：主要包括红外线性白内障、电离辐射性白内障（包括X－射线、γ射线和中子辐射等）、微波性白内障等。大剂量紫外线辐射可诱发急性白内障。电击性白内障：触电或雷电均可引起晶状体局限性或完全性混浊。

为什么有些白内障患者会同时发生青光眼？

前文中，已多次出现青光眼这个名词了。相信这对许多读者而言也是个熟悉的名词。那么，青光眼到底是什么样的一种病变呢？

从医学上的概念讲，青光眼是一组威胁视神经视觉功能，主要与眼压升高有关的临床眼病，即眼压超过了眼球内组织，尤其是视网膜视神经所能承受的限度，带来了视功能的损害。眼压是眼球内容物作用于眼球壁的压力。统计学上正常的眼压值是10～21mmHg，代表了95%正常人群的生理性眼压范围。在本书第一部分中，已经叙述过了。眼内容物包括晶状体、玻璃体和房水，前两者一般体积变化不大，只有房水，这种不断生成和吸收、不断运动和循环着的液体将直接影响到眼压的稳定性。如果房水循环受到阻碍，房水不断产生，但排出却跟不上的话，在眼球这个近似密闭的空间里，压力必将越来越高，青光眼就将发生了。

青光眼急性发作的主要表现是眼部剧烈胀痛，伴头痛，恶心，呕吐。发病的眼球充血明显（正常的“眼白”区域呈现紫红色样外观），角膜水肿，失去透亮的外观，瞳孔散大，眼内还有其他的一些特征性病变表现。眼压可能高达 50mmHg 以上。眼球摸上去坚硬如石。

皮质型白内障是老年性白内障中最常见的一种类型，其特点是混浊自周边部浅皮质开始，逐渐向中心部扩展，占据大部分皮质区，在晶状体纤维水肿和纤维间液体的不断增加，晶状体发生膨胀，厚度增加，因此也被称作膨胀期。由于膨胀的结果而使房水循环的通路受到阻碍，就可以引起眼压升高，容易诱发青光眼的急性发作。如果患眼本身比较小，前房又较浅，也就是说房水的流出通道原本就比较狭窄的话，青光眼更容易发生了。

但是，并非所有皮质型白内障患者都要经历膨胀期发展过程。即使有，其持续时间长短及严重程度个体间存在很大差异，不一定都会诱发青光眼。

除了青光眼，患白内障时，还会同时并发哪些眼部疾病？

白内障是临床最常见的致盲性眼病，随着白内障手术的普及，人们似乎产生了这样的看法：得了白内障并不可怕，不管得病时间多长，视力下降多严重，只要做了手术，视力就能够恢复正常。其实，这是一种错误的认识，因为对于老年性白内障，在其漫长的发生、发展过程中，会出现一些并发症，可严重地影响手术疗效。

除了由于晶状体肿胀，前房变浅，房水外流受阻，导致的急性闭角型青光眼发作外，过熟期白内障囊膜的通透性增加或有细微破裂，晶状体内的细小颗粒成分可以随房水的流动游移到前房，积聚于前房角，阻塞房水的流出通道，也可以导致青光眼的发病。

老年性白内障还可并发晶状体过敏性葡萄膜炎，这是由于过熟期的白内障晶状体囊膜变性或晶状体核的撞击，囊膜通透性增加甚至破裂，液化的晶状体皮质溢出。进入房水的晶状体皮质蛋白自在母亲子宫中形成之日起，就从来没有和眼球的其他部分接触过。在人体眼球中，有一整套的免疫防御系统，平时承担着抵抗外界毒素和异物“侵略”和损害的作用。但晶状体皮质蛋白溢出，与之接触后，免疫系统也把它们认为是“侵略者”，立即展开激烈的“反击战”，医学上称为自身免疫反应，导致严重的前葡萄膜炎，表现为眼睑肿胀、角膜水肿、角膜后片状沉着物堆积、瞳孔与晶状体广泛粘连，患者感到眼痛、眼红、视力进一步下降，须手术摘除白内障。

许多先天性白内障患者常合并其他眼病或异常，这些合并症的存在加重了视力障碍，因此在诊治先天性白内障时，要重视这些合并症，以便采取正确的治疗措施。这些合并症包括：

（1）斜视　约有1/2以上的单眼白内障患者和不足1/2的双眼白内障患者伴有斜视。由于单眼晶状体混浊或屈光力的改变导致视力下降；或双眼晶状体混浊程度不同而造成双眼视力不平衡，破坏了融合机制，逐渐造成斜视。此外，先天性白内障的患眼可有某些解剖异常（如小眼球）和某些眼内的疾病，也可导致斜视的发生，并且逐渐加重。某些系统性疾患可为先天性白内障合并斜视，如Stickler综合征、某些染色体异常综合征等。

（2）眼球震颤　因先天性白内障视力受影响，不能注视而出现摆动性或是搜寻性眼球震颤，即继发性眼球震颤，在白内障术后可以减轻或消失。如果术后眼球震颤不能消除，会影响视力的恢复。合并眼球震颤也可见于某些系统疾病，如21号染色体长臂缺失，Marinesco－Sjögren综合征。

(3) 先天性小眼球　先天性白内障合并先天性小眼球的患者，视力的恢复不理想，即使是在白内障术后，视力恢复也非常有限。先天性小眼球可能是在晶状体不正常的发育过程中发生晶状体混浊时而改变了眼球的大小，多与遗传有关。除小眼球外，还可合并某些眼内组织（如虹膜、脉络膜）缺损。先天性白内障合并小眼球者，也可见于某些系统病如 Norrie 病、Gruber 病以及某些染色体畸变综合征。

(4) 视网膜和脉络膜病变　有少数先天性白内障患者可合并 Leber 先天性黑矇、黄斑营养不良等。除上述较常见的并发症以外，还可合并晶状体脱位、晶状体缺损、先天性无虹膜、先天性虹膜和（或）脉络膜缺损、瞳孔残膜、大角膜圆锥角膜等。

在被诊断为白内障后，出现哪些眼部不适时，需要急诊治疗?

在确诊为白内障后，一般只要注意视力的变化，定期门诊随访即可。但如若出现以下一些情况就需要急诊治疗：

(1) 青光眼急性发作　此时患者出现眼胀痛、头痛、看灯光时会出现彩色光圈，严重时出现恶心、呕吐、视力急剧下降。

(2) 葡萄膜炎　临床表现为眼睑肿胀、角膜水肿、角膜后片状沉着物堆积、瞳孔与晶状体广泛粘连，患者感到眼痛、眼红、视力进一步下降。这些均需要尽快到医院就诊进行治疗，必要时需及时摘除晶状体。

名医与您谈疾病丛书

诊断与鉴别诊断篇

白内障的诊断依据有哪些?

白内障的诊断依据只需要症状（指患者的主观感受）和体征（即医生的检查发现）两部分就可以了。

白内障的症状已在症状篇中有详细的描述。在临床上有治疗意义的白内障诊断时必须加上视力标准，即世界卫生组织提出的“矫正视力低于0.5”。

白内障的体征就是5个字：“晶状体混浊”。可以在肉眼、手电筒等聚光灯或裂隙灯显微镜下观察发现。裂隙灯显微镜是眼科医生最常用的检查仪器，到眼科就诊晶状体疾病的患者必须经过它的检查。裂隙灯显微镜分成照明系统和双目显微镜两部分，通过一系列光学作用，将患病眼睛的图像放大到10~25倍，如同做视网膜的显微镜一般，实时反映出患病眼睛的病变。在裂隙灯显微镜下，晶状体的细微混浊都能被清晰发现。

视力下降到多少， 才能诊断为白内障?

在老年性白内障形成前，眼科检查可以发现，晶状体的整体透明度比较年轻人来说是有所下降。随着年龄的继续增大，出现明确的晶状体局部混浊，这是一个由量变到质变的过程。

对白内障诊断的视力标准一直有些争议。以往认为：“只要发现有晶状体混浊就可以诊断为白内障”。但是，相当多的早期晶状体混浊并不引起视力下降，患者也没明显的不适症状，当患者听闻“你患有白内障”时，反而造成一些不必要的惊慌。

因此，从群体防盲治盲的角度出发，世界卫生组织提出了矫正视力小于0.5的视力标准。

为什么有些医生说你有白内障，而其他几位医生却说没有白内障呢？

我国人民的经济条件和卫生资源正日益改善，特别是在城市里，定期地体检或一有不适即去求诊已成为一种习惯。所以，在多个医生那里得到眼睛病变的诊断已经不稀奇了。

从前文可以了解到，“晶状体混浊”是诊断为白内障的必要条件之一。目前确认患病眼睛是否存在“晶状体混浊”还是要依靠眼科医生的主观判断，也就是说，医生是在主观分析了双眼在各种检查仪器的辅助下看到的患病眼晶状体的改变后做出的判断。所以不同的医生对“晶状体混浊”的认识可以存在差别，有些认为只要有晶状体透明度的下降就是晶状体混浊了，有些则认为必须看到透明的晶状体中出现明显的白色斑点、斑块等才是晶状体混浊。在不同的瞳孔状态下，医生的观察结果也可以不一致，因为有些周边部的晶状体混浊只有在瞳孔散大后才能被发现。

再者，对白内障诊断中的视力标准并没有得到所有医生的一致认同，有些医生认为只要有“晶状体混浊”就是白内障了。

因此，在不同的医生那里可能得到截然相反的“白内障”存在与否的诊断。在此，我们想告诉您，如果碰到这样的情况，不用担心，也不用疑虑，很可能您的晶状体只是很轻微的混浊了，只要没有其他眼病，就不会立即失明。您需要做的只是定期再检查就可以了。如果您的晶状体混浊继续加重的话，所有医生的诊断终将统一，到那时，再接受手术治疗还是有机会提高视力的。

诊断白内障的眼部检查有哪些？

如果出现视力模糊或是白内障相关的症状，应该马上前往医院眼科就诊，通常医师并不会让你接受繁复的检查，更不可能把眼睛剖开来看，所以不必害怕。

一般来说，眼科医生会首先详细询问您的自觉症状发生和发展的经过，以及是否接受过诊断和治疗等（这在医学上叫做病史）。譬如：您的视力下降是逐渐发生的？还是突然下降的？是否伴有明显的眼球胀痛？

在得到您详细的回答后，医生可以掌握许多有益诊断的信息。然后，就是一系列的检查过程。对白内障的诊断来说，眼科检查常规按以下5个步骤进行。

（1）视力检查　一般先查裸眼远视力，也就是在不戴眼镜的状态下，检查您的眼睛分辨较远距离外的视力表上的不同视标的准确性。国内大多采用国际标准E字视力表，在5m外进行检查。然后再戴上眼镜检查矫正视力。随后是查裸眼和矫正的近视力，采用标准近视力表在距眼30cm处进行检查。如果您没有佩戴过眼镜，医生会让您验光。如果是严重的白内障的话，矫正视力，无论远视力还是近视力都很差。

（2）裂隙灯显微镜检查　用裂隙灯显微镜来放大您的眼睛的图像，明确是否存在晶状体混浊，以及排除其他眼病，如角膜病、葡萄膜炎等。

（3）眼压检查　用专门的眼压计来测量眼睛的压力。如果眼压高过正常范围，可能是青光眼；如果眼压低于正常范围，可能有视网膜脱离或脉络膜脱离。

（4）眼底检查　通过直接或间接检眼镜观察玻璃体、视网膜等的细小变化。它们的工作原理就是借助检眼镜上的光源，照到眼内，又从视网膜反射过来，被检查医生所认识。

如果有必要的话，医生会根据需要散大患者的瞳孔，以便更清楚地看到视网膜。一般检查用的散瞳药物是短效的，譬如托吡卡胺眼药水，其散瞳效果一般持续4个小时左右，药效消失，检查眼的瞳孔将自行恢复到正常。而且，散瞳药物一般对身体副作用很小，完全不必害怕。

如果白内障很严重，医生就可能无法看到视网膜，那么就要进行眼超声波检查，来辅助判断眼底病变（图4－1）。

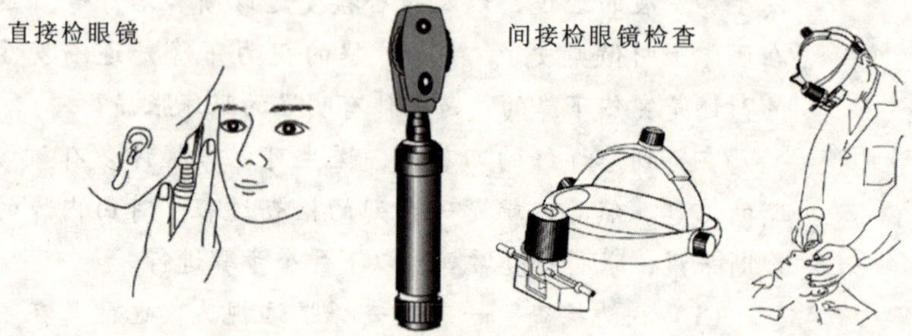

图4－1　眼底检查

（5）眼部特殊检查　常用的如眼超声波检查、视觉电生理检查等。

以上是最基本的眼科检查步骤，通过这些检查，基本上就可以对您的视力下降问题是否单纯由于白内障引起的有了答案。必要时，医生也会安排您进行光感光定位、色觉、对比敏感度、视野等各种检查。请放心，这些检查绝大多数对您的眼睛无任何损伤。

诊断白内障，一定需要测量眼压吗？

白内障的诊断标准中，没有眼压的标准，所以并不是依靠眼压测量的结果来诊断白内障的。

但是，眼压的测量是眼科医生看诊时必须进行的步骤。如前所述，在老年性白内障的膨胀期或过熟期，都有青光眼发生的可能性。而有些患者的视力损害，是由青光眼，而不是白内障引起的。青光眼的诊断必须依靠眼压测量来确定。

测量眼压有2种方法：一种是医生凭经验，轻轻地触按眼球来感觉，当然，这肯定不精确；另一种就是通过专用的眼压测量仪器，就是眼压计。目前眼科常用的有压陷式眼压计、压平式眼压计和非接触眼压计这3种类型，各有优缺点，也需要有患者的良好配合才能完成。

诊断白内障，需要做眼超声波检查吗？

诊断白内障，通常只要利用裂隙灯显微镜检查，就可以确定晶状体是否混浊，充分散瞳后在暗室内进行检查，更能了解晶状体全貌。

然而，眼球是个整体，不能“一叶障目不见泰山”。在诊断时，全面了解玻璃体、视网膜等病变是必须的。

医生常用检查玻璃体和视网膜的设备是眼底镜，它采用的是可见光进行检查。当晶状体混浊非常严重时，可见光是无法透过混浊区域的，也就无法对眼后节进行检查。打个比方，面前有一个只有一扇窗户密闭的、内部没有光源的屋子，而我们只有手电筒用来照明观察。如果窗户脏得不严重，我们还可以透过那些窗户上尚透明的区域，看到屋子里的东西。如果窗户上积着厚厚的灰尘，再亮的手电筒光也不一定能帮得上忙了。

老年人在患上白内障的同时，也可能还有其他与老年相关的眼病存在。譬如高血压、糖尿病等，还有眼本身的退化性疾病如老年性黄斑变性等，这些都可能引起眼内出血，视网膜脱离等。如果检查没有发现这些疾病的话，贸然进行白内障手术后的效果肯定不理想，甚至有加重这些病变的可能。

眼科超声检查采用的多是10～20MHz的超声波进行检查，由于超声波的特性，它可以透过混浊的晶状体，将白内障后方的玻璃体、视网膜的影像反映给我们。B型超声波（简称“B超”）可以检查出玻璃体积血、视网膜脱离、脉络膜脱离、眼内异常物体、眼内肿瘤等病变，而且，超声波对人体没有损伤，可以实时提供眼内结构的动态图像，价格又相对不高，所以在白内障诊断和手术前准备过程中是值得采用的。

另外，A型超声波（简称“A超”）是不少眼科用于计算白内障手术中植入人工晶体度数的必要工具。

诊断白内障，需要做视觉电生理检查吗？

如前文所叙述，白内障的诊断是不需要做视觉电生理检查的。

视觉电生理检查包括眼电图（EOG）、视网膜电图（ERG）和视觉诱发电位（VEP）这3个部分，其检查的原理是利用视觉形成和传递过程中，产生的生物电活动来了解视觉功能。这是一种无创性的客观视功能检查方法，可用于测定不合作的婴幼儿、智力低下患者及诈盲者的视力；可以分层定位从视网膜到大脑视觉中枢的病变部位；可以在严重白内障时了解视网膜细胞有无病变等。所以，与超声波检查一样，是值得在白内障诊断和手术前准备过程中进行的检查。

还有哪些眼科检查是与白内障相关的？

光感光定位检查。如果检查远视力时，发现连0.01都没有，医生就会安排检查光感和光定位。采用蜡烛光或专用的仪器，从5m距离开始，逐渐移近患病眼，了解到多少距离时患者能发现光亮。如果是在3m处患者能判断眼前有亮光还是没有亮光，则记为“光感/3m”。单纯的白内障病变是不会引起“无光感”（即在眼前的光亮都看不到）。

医生嘱咐患者受检查的眼睛向前方注视不动，将光源放在受检查眼睛前1m处的上、下、左、右、左上、右上、左下、右下和正中央的9个方位，测试受检查的眼睛是否能正确判断光源方向，从而记录各方位光定位能力是否存在。

色觉检查。检查色觉可以发现不同类型和程度的先天性和后天性眼疾。红绿色觉异常是视神经病变的表现，而黄蓝色异常多为视网膜和脉络膜的病变。

视野检查。通过视力表查到的只是中央区视网膜，也就是黄斑中心凹区域视网膜的功能。医生有时还想了解周边部的视功能，这就得依靠视野检查。所谓视野，指的就是人眼所能看到的范围。视野检查目前分成静态视野和动态视野检查 2 种。医生根据视野缺损的区域，可以初步判断病变的性质。

对比敏感度检查。检查人眼分辨不同空间频率物体的能力。白内障的患病眼，对比敏感度是下降的。打个比方，一位白内障患者，视力 0.2，还能分辨白底黑字的视力表上的视标。但却一点都看不清楚灰底黑字的文件稿。

泪道检查。在白内障手术前，进行泪道检查是常规的，主要是检查泪道是否通畅，是否存在脓性分泌物等。如果泪道阻塞或有化脓性的炎症，局部就可能有潜伏的细菌，白内障手术后眼内感染的可能性就很大了。在这种情况下，必要时，需要摘除泪囊，或通过鼻腔泪囊吻合术来解决泪道阻塞问题。

角膜内皮镜检查。角膜内皮镜是专门用于检查角膜内皮形态和数量的仪器。用来判断人角膜内皮细胞的数量和检查最大最小内皮细胞面积等。对白内障手术中的操作步骤，手术后对角膜的观察都是必须的。

激光视力检查。即激光干涉条纹视力检查。是利用对人眼没有损害的氦氖激光，通过特殊的光学装置产生的两相干涉条纹作为视标投射到眼内。经过一系列的系统处理，在视网膜上出现粗细不等的条纹，患者辨别它们的粗细，推算出视力。

角膜曲率检查。和 A 超一起，常用于计算人工晶体度数。

诊断白内障，需要验血吗?

诊断白内障一般只需检查眼睛结构，不需验血。但当医生怀疑白内障的发生与其他全身疾病有关时，就可能要求做一些血液学检查。

在白内障手术前是必须验血的，了解是否有血常规、肝功能、肾功能、凝血功能的障碍，以保证手术当中和手术以后的安全。

白内障的分级标准是什么？

为了更好的研究白内障，评价晶状体混浊度和核的硬度非常重要。眼科研究者对晶状体的混浊度和硬度进行了广泛的研究，创立了很多晶状体的分类系统。如美国国立眼科研究所资助完成的 LOCS Ⅱ、LOCS Ⅲ 分类系统，日本白内障流行病学调查协作组创立的分类系统，英国牛津临床白内障分类分级系统（OCCCGS）等，这些分类系统各有特色。目前，临床上最常用的晶状体混浊分类系统是 LOCS Ⅱ 晶状体分类系统。用于晶状体混浊类型评估及晶状体混浊程度评估。该方法广泛地被眼科医生所接受，但目前白内障在大规模人群的流行病学调查研究中尚无法良好应用，原因在于 LOCS Ⅱ 系统评价晶状体的混浊程度是半定量的，部分需要依靠对眼睛拍照来分析，大量人群调查时有困难；而且该系统也无法评价晶状体混浊度的微小变化（表 4－1）。

表 4－1　LOCS Ⅱ 晶状体混浊分类标准

晶状体部位	混浊情况	LOCS Ⅱ 分类
核	透明，胚胎核清楚可见	N0
	早期混浊	N1
	中等程度混浊	N2
	严重混浊	N3
皮质	透明	C0
	少量点状混浊	CTR
	点状混浊扩大，瞳孔区内出现少量点状混浊	C1
	车轮状混浊，超过两个象限	C2
	车轮状混浊扩大，瞳孔区约 50% 混浊	C3
	瞳孔区 90% 混浊	C4
	混浊超过 C4	C5

（续表）

晶状体部位	混浊情况	LOCS Ⅱ分类
	透明	P0
	约3%混浊	P1
后囊膜下	约30%混浊	P2
	约50%混浊	P3
	混浊程度超过P3	P4

LOCSⅢ是Chylack等在LOCSⅡ（1989）基础上补充修订的。LOCSⅢ仍使用裂隙灯显微镜观察和一组标准彩色裂隙灯显微镜下后照明照片，将晶状体核混浊（N）、皮质混浊（C）、后囊膜下混浊（P）和晶状体核颜色（NC）分成标准等级。用患者白内障照片与其进行比较，以确定患者白内障程度。

LOCSⅢ对检查结果提出如下分级：

核混浊分级标准：将照片内的核区同标准的6个裂隙灯显微镜照片上同一区域进行比较，这6个照片从轻度到重度混浊，依次冠以N01～N06，代表不同混浊程度。如平均混浊程度介于两个标准之间，则用小数点表示。

皮质混浊分级标准：将裂隙灯显微镜照片同标准照片C1～C5进行比较而分级。如果混浊程度介于两个标准级之间，则用小数点表示。皮质混浊的范围从极微小皮质改变到完全的皮质混浊。但轻度的水隙、空泡、板层分离及孤立的点状混浊均可忽略不计。

后囊下混浊分级标准：后囊下皮质混浊形态复杂，只有红光反射条件下可查觉的混浊方可分级。其混浊程度仍需对照标准照片P1～P5来确定，介于两标准之间者，用小数点表示。

应用LOCSⅢ时，对患者晶状体照相有严格的条件要求，包括胶卷型号、闪光强度、光圈、裂隙灯照明与视轴夹角等，以最大限度减少操作误差。比较时，将患者照片和标准照片同时用幻灯放映，要求光线和大小相同。也可以直接在裂隙灯显微镜下，用裂隙光和后照明法显示晶状体混浊情况，并同标准照片进行比照，确定其混浊程度。

晶状体核硬度如何分级？

LOCS 系统诊断标准比较复杂，在医生临床工作中应用时不够简便。所以，一种对治疗、手术有指导意义的简洁的分级方法——晶状体核硬度分级则被临床大量采用。晶状体核的软硬程度是超声乳化吸除术选择适应证和手术方式的主要参考依据。临床上最常用的是 Emery 核硬度分级标准：

Ⅰ级：透明，无核，软性；

Ⅱ级：核呈黄白色或黄色，软核；

Ⅲ级：核呈深黄色，中等硬度核；

Ⅳ级：核呈棕色或琥珀色，硬核；

Ⅴ级：核呈棕褐色或黑色，极硬核。

“白瞳症”是什么，除白内障外，还有哪些疾病也会出现“白瞳症”？

新生儿出生后瞳孔区有白色反射称为白瞳症，其中最常见的即是先天性白内障，还有其他眼病也可造成。因其临床表现、治疗和预后不同，及时正确的鉴别诊断是非常必要的。

先天性白内障是胎儿在发育过程中晶状体发育、生长障碍所引起。发生原因有内源性和外源性两种：内源性与染色体基因有关，有遗传性；外源性是指母体或胎儿的全身性疾病对晶状体造成的损害，如母亲在妊娠前3个月内患病毒感染性疾病，如风疹、麻疹、水痘、腮腺炎等或甲状腺功能不足、营养不良、维生素缺乏等，均可引起先天性白内障。

按晶状体混浊的形态、部位分为以下6种先天性白内障：前极白内障、后极白内障、绕核白内障（板层白内障)、冠状白内障、全白内障、膜性白内障。

先天性白内障的诊断依据为:

(1) 有遗传史，与染色体基因有关，或者母体怀孕最初3个月时有风疹、水痘或腮腺炎等病毒感染病史。

(2) 自幼发生，晶状体混浊为双侧性，静止性，仅少数病例出生后可继续发展，混浊区与透明区分界清晰。

(3) 混浊部位和范围，形态决定了混浊和视力下降的程度。

本病主要与眼内炎、晶状体血管膜、永存原始玻璃体增生症、视网膜母细胞瘤、早产儿视网膜病变、外层渗出性视网膜病变等鉴别，这6种疾病的具体鉴别要点详见下文。除此之外，还有以下这些疾病需要做鉴别。

(1) 炎性假性胶质瘤　多为双眼发病，少数为单眼，在晶状体后有白色的斑块，眼球变小，眼压降低，其发病原因是在胚胎发育的最后3个月，在子宫内受到母亲感染的影响或是出生后新生儿期眼内炎造成的。

(2) 视网膜发育不良　患儿为足月顺产，眼球小，前房很浅，晶状体后有白色的组织团块而呈白瞳孔。常合并大脑发育不良，先天性心脏病，腭裂和多指畸形。

(3) 先天性弓形虫病　本病近年来在我国已有报道。其特点是反复发生的眼内炎症，最后遗留脉络膜视网膜的色素性瘢痕，病灶多见于黄斑区，因而有白瞳孔的表现。并可有肝脾肿大，黄疸，脑积水和脑钙化。弓形虫间接血液凝集试验阳性，弓形虫间接免疫荧光抗体试验阳性，可以做出诊断。

(4) 弓蛔线虫病　患病儿童的眼底有肉芽肿形成，临床分为两种类型：一是无活动炎症的后极部局限性脉络膜视网膜肉芽肿，另一是有明显炎症的玻璃体混浊。二者均可致白瞳孔反射。询问病史，患儿有动物（猫狗）接触史。

(5) 其他　少见的还有Nonie病、眼底后极部缺损、玻璃体出血机化、严重的视网膜胶质增生等。

如何鉴别白内障和眼内炎？

眼内炎，顾名思义，就是指眼球内部发炎。眼内炎可表现为前房内积聚大量脓液，也会在瞳孔区形成“白瞳”样外观，但与白内障有明显不同。

感染性眼内炎是极为可怕的眼科急症，是一种迅速波及眼内组织和眼内液体的炎症，炎症蔓延在房水、玻璃体、视网膜、葡萄膜乃至巩膜。炎症还可以继续向角巩膜及眼眶组织蔓延，发展为眼球周围炎。尽管大量使用抗生素并进行手术治疗，仍然不能避免视力下降，甚至不能挽回视力。因此及时发现眼内炎，判别病原体，给予正确处理对于挽救患者视力或者减少视力损伤是非常重要的。

眼内炎包括外源性和内源性，外源性眼内炎主要有两类：手术后眼内炎和外伤后眼内炎，内源性眼内炎是由从身体其他部位的致病源随血液到达眼球，或是身体处于免疫抑制状态所引起的。

1. 手术后眼内炎

（1）危险因素

①预示因素（易感因素）：通过对玻璃体内培养物的病原体引起眼内炎的菌群DNA序列研究提示手术后眼内炎常常来源于眼附属器的感染，如睑缘炎、结膜炎、泪囊炎、泪小管炎和不够干净的角膜接触镜；还常发生在合并干燥性角结膜炎、睑内翻、睑外翻、睑缘缺损等不能保持角膜湿润状态的情况时。神经性皮炎患者也已明确证明是眼内炎发生的高危人群。此外，还有一些全身免疫功能障碍性疾病、糖尿病、肾功能障碍、肿瘤和长期使用皮质激素的患者都容易发生眼内炎。

②白内障术中危险因素：手术时间长、特别是手术出现意外，玻璃体脱出；植入物的材料特性，如Prolene襻容易复制细菌，表面光洁度不够好的人工晶体也有较高的风险，如硅胶型人工晶体。

③手术后危险因素：伤口关闭不良，特别是有虹膜或玻璃体嵌塞在伤口。

此类眼内炎的主要致病菌为凝固酶阴性的微球菌，特别是表皮葡萄球菌，其次是金黄色葡萄球菌和链球菌，革兰阴性病原体在术后眼内炎是比较少见的。

(2) 发病特点

①急性术后眼内炎：出现在术后2~7天，原则上所有眼内手术均可发生。单纯白内障手术后发生率0.07%~0.12%，联合人工晶体植入后为0.3%~0.4%，如果联合青光眼手术或角膜移植手术发生率还会进一步上升。

②术后延迟的眼内炎：发生在术后6周或数周后，此时常刚刚停止使用抗炎药，此时的发病取决于微量病原体的毒力和机体免疫屏障之间的平衡。这一时间的发病还见于小梁切除术后眼内炎。病原体主要有：丙酸菌属和表皮葡萄球菌，也有念珠菌。丙酸菌属是一种自由选择的、厌氧的、多形的革兰阳性菌，生理状况下存在于皮肤的毛发中属正常菌群。细菌培养较困难，结果要等几周。这种菌可附着在晶状体的皮质和囊膜上，被巨噬细胞吞噬后，长期潜伏在巨噬细胞内，导致慢性炎症。

2. 创伤后眼内炎

在开放性眼外伤发生率约7%，发生在农村的开放性眼内炎可达30%，主要由异物，如铁屑、石块、麦芒等进入眼球引起，如果被蜡样芽胞杆菌污染，治疗效果很差。

3. 内源性眼内炎

内源性眼内炎是由血源感染或免疫抑制引起。细菌性血源感染见于心内膜炎和肾盂肾炎，霉菌感染发生在器官移植后使用大量免疫抑制剂的患者和肿瘤患者化疗后。

(1) 病因　①全身疾病，长期监护病房，全身插有输尿管、静脉管道；静脉药物的滥用；大范围的手术。

②原发免疫缺损，继发免疫损害、糖尿病、慢性肾功能不全、消耗性疾病、艾滋病。③长时间预防性抗生素使用：不仅没有起到预防感染作用，反而导致内源性眼内炎的发生，双眼发病占25%，单眼发病常以左眼为主。

(2) 病原体　半数以上内源性眼内炎是由真菌引起，其中80%为白色念珠菌，15%为曲霉菌。曲霉菌性眼内炎时易发病很快、前房和玻璃体出现珠样、线样物。细菌性眼内炎的病原体有链球菌和葡萄球菌、肺炎球菌、嗜血杆菌、奈瑟菌属等。

4. 非感染性眼内炎

眼内炎也可以由免疫性病变引起。例如闭合性眼外伤合并晶状体囊膜破裂、晶状体过敏性眼内炎。此外，还有交感性眼炎等。

(1) 症状

①眼痛：眼部疼痛，或者白内障术后眼痛消失后重新出现眼痛。

②视力下降，严重者可降到手动。

(2) 体征

①结膜：球结膜充血、水肿。

②角膜：早期常有角膜后弹力层皱折、实质层水肿、角膜后可以有各种形态分泌物，脂状物常提示丙酸菌属感染。

③前房：在裂隙灯显微镜下闪光感和浮游细胞，浮游细胞多时形成前房积脓，毒性低的病原体形成的前房积脓较少，借助前房角镜才能发现。

④晶状体：晶状体或人工晶体表面有渗出物沉积。

⑤玻璃体：透明的玻璃体变得混浊，如果透过混浊区尚能看到视网膜和血管，为轻度混浊，视网膜的红色反光完全看不到为重度混浊。不同的感染引起的混浊各有不同：丙酸菌属眼内炎，炎症轻但持续存在；真菌感染，玻璃体腔内有珍珠样或棉絮状混浊，但眼底可看得较清楚；表皮葡萄球菌，玻璃体炎症较轻，预后较好；其他革兰阳性球菌，如金葡菌、链球菌玻璃体混浊较重，

红光反射常消失。脓性物常蔓延到视网膜下，预后差。

⑥ 视网膜：白色念珠菌，局部出现黄色病灶。细菌毒性反应：视网膜血管收缩，视网膜有出血斑，视网膜上白色结节状斑块。

如果按炎症部位和程度，眼内炎也可分为：

①眼前段局部眼内炎：虹膜炎、前房反应重到前房积脓、轻微眼睑水肿，轻微玻璃体混浊。

②眼后段局部眼内炎：局部脉络膜和视网膜病灶，中到重度的玻璃体浸润中等度的前房反应，眼睑水肿和轻微上睑下垂。

③眼前段弥漫性眼内炎：眼前段局部眼内炎体征＋明显的结膜充血、角膜水肿、继发青光眼。

④眼后段弥漫性眼内炎：眼后段局部眼内炎体征＋视网膜动脉闭锁、明显的结膜充血、继发青光眼。

⑤全眼球炎：眼球突出、眼肌运动障碍、眼睑水肿和上睑下垂、结膜严重充血，角膜混浊、前房积脓、大量玻璃体浸润、视网膜坏死和继发青光眼。

血液学检查可以发现：患者血液中，白细胞若＜10 000/ml提示表皮葡萄球菌，或非细菌感染，白细胞若＞10 000/ml提示毒性强的细菌。

超声波检查可以区分一般的玻璃体混浊和玻璃体脓液积聚。

当怀疑眼内炎时应提取前房水和玻璃体标本进行细菌学检测。在不同的培养基上能生长出不同的细菌，再可以进行标本染色和药物敏感性实验。一般先根据染色结果初步决定抗生素，再根据细菌培养和药物敏感试验结果调整抗生素。

如何鉴别白内障与晶状体血管膜？

在胚胎发育过程中玻璃体内曾出现玻璃体动脉，但到出生前，就应该自行萎缩。如果到出生后，玻璃体动脉仍不消退，可引起多种发育性异常，包括瞳孔残膜、晶状体血管膜、永存原始玻璃体增生症、先天性视网膜皱襞等，有学者通称这些为永存性胚胎血管（PFV）。

晶状体血管膜常见的表现为：Mittendorf 斑，是其前部的残留物，为附着于晶状体后囊上小而致密的白斑，可位于晶状体后极的鼻侧或下方。其后部残留物，称 Bergmeister 乳头，是从视盘边缘伸入玻璃体的一段纤维胶质组织。整个玻璃体动脉，可视盘到晶状体永久性存留，可闭塞或有潜在管腔，称玻璃体动脉残留。这些残留物对视力影响不大，无须处理。

如何鉴别白内障和永存原始玻璃体增生症？

永存原始玻璃体增生症为胚胎期原始玻璃体不能正常消退所致。因出生后即能有白瞳被家长发现就诊。绝大多数为单眼，表现为前部型或后部型。

（1）前部型　除白瞳外尚有小眼球、小角膜、浅前房、小晶状体。灰白色膜样组织覆盖于晶状体后囊，中央部分较厚，偶有玻璃体动脉残留。一旦晶状体后囊膜破裂，则晶状体皮质发生肿胀混浊，堵塞房水通道，引发青光眼。晶状体皮质吸收后为纤维膜替代（膜状假晶状体）。如果在眼底犹可窥见时，常能检出玻璃体内机化条索；视乳头前膜及其边缘视网膜的牵引皱褶。

（2）后部型　可单独发生，或伴有前部型，可为小眼球，但前房正常，晶状体透明，没有晶状体后膜，一支血管膜样组织从视盘起始，沿视网膜皱襞向晶状体后延伸，达到后方周边部。

诊断依据包括：

（1）足月产新生儿，出生后已见白瞳症。

（2）单眼发病，多伴小眼球，另眼正常。

（3）视力减退，瞳孔区灰白，晶状体透明，但较小，扁平，晶状体后方可见白色膜状物，中央较厚，周边较薄，常伴有新生血管。散瞳后可见长的睫状突。

(4) 增殖的纤维膜牵引可致视网膜脱离，严重者可致角膜混浊，继发性青光眼，玻璃体出血，眼球萎缩。

如何鉴别先天性白内障和视网膜母细胞瘤?

视网膜母细胞瘤在婴幼儿眼病中，是性质最严重、危害性最大的一种恶性肿瘤，具有家族遗传倾向，多发生于5岁以下，个别的病例可发生在成年，甚至老年。发病率在眼部肿瘤中占据首位，占眼部肿瘤的33.8%，占眼球内肿瘤的70%。可单眼、双眼先后或同时罹患，本病易发生颅内及远处转移，常危及患儿生命，因此早期发现、早期诊断及早期治疗是提高治愈率、降低死亡率的关键。到目前为止，视网膜母细胞瘤的病因及发病机制尚未完全明了，主要认为由于基因突变或者遗传性的基因缺陷所致。

根据视网膜母细胞瘤的表现和发展过程一般可分四期。

(1) 眼内生长期　开始在眼内生长时外眼正常，因患儿年龄小，不能自述有无视力障碍，因此本病早期一般不易被家长发现。当肿瘤增殖突入到玻璃体或接近晶状体时，瞳孔区将出现黄光反射，故称“黑矇性猫眼”，此时常因视力障碍而瞳孔散大、白瞳症或斜视而被家长发现。

(2) 青光眼期　由于肿瘤逐渐生长，体积增大，眼内容物增加，使眼压升高，引起继发性青光眼，出现眼痛、头痛、恶心、呕吐、眼红等。儿童眼球壁弹性较大，长期的高眼压可使球壁扩张，眼球膨大，形成特殊的所谓“牛眼”外观，大角膜，角、巩膜葡萄肿等。

(3) 眼外期　①最早发生的是瘤细胞沿视神经向颅内蔓延。②肿瘤穿破巩膜进入眶内，导致眼球突出；也可向前引起角膜葡萄肿或穿破角膜在球外生长，甚至可突出于睑裂之外，生长成巨大肿瘤。

(4) 全身转移期　转移可发生于任何一期，例如发生于视神经乳头附近之肿瘤，即使很小，在青光眼期之前就可能有视神经转移，但一般讲其转移以本期为最明显。转移途径：①多数经视神经或眶裂进入颅内。②经血行转移至骨及肝脏或全身其他器官。③部分是经淋巴管转移到附近之淋巴结。

根据病史、年龄和临床症状可以诊断。结合X-射线片、B超、CT、荧光眼底血管造影、前房细胞学、尿检、乳酸脱氢酶（LDH）活力测定、同位素扫描、巩膜透照法、癌胚抗原等检查可进一步确诊。

如何鉴别先天性白内障和早产儿视网膜病变？

早产儿视网膜病变（ROP）是一种早产儿视网膜血管异常发育和纤维增生性疾病，是世界发达国家儿童失明的首位因素。近年来，随着我国新生儿重症监护病房的普遍建立，早产儿抢救存活率明显提高，早产儿视网膜病变的发生率也随之上升。因该病发生机制尚未完全明确，使其防治相当棘手。临床上只能赖于早期筛查，及早发现，早期治疗，才有保存部分视力的可能。晚期则无有效治疗方法，患儿往往终生失明。

本病绝大多数见于胎龄少于32周、体重不足1600g的早产儿，也偶见于超过上述体重的足月产儿（所谓早产儿含有产期提前、婴儿未成熟的两个意义）。病变活动期的发病率为早产儿的10%～20%，最后纤维膜有残留者则为早产儿的3%左右。性别无明显差异，双眼受害，但轻重可以不等。

氧疗同早产儿视网膜病变的发生有一定关系。有学者认为，高浓度吸氧是其致病的主要原因，早产儿正在发育的视网膜血管对高浓度氧极为敏感，高浓度氧可以引起不成熟的视网膜血管内皮细胞损伤，在无血管区发生缺血性视网膜病变。另有学者认为早产儿视网膜病变的发生与“相对缺氧”有关，即高浓度氧引起血氧饱和度增加，导致不成熟的视网膜血管痉挛或闭塞，若突然停止给氧，造成视网膜出现相对缺氧状态，诱发血管内皮生长因子等促血管生长因子的表达，导致视网膜新生血管和纤维增生。因此近年来的一些研究认为通过辅助氧疗可能有助于预防或减轻早产儿视网膜病变，但也有研究对此持否定态度。关于氧疗在早产儿视网膜病变发病中的具体作用，以及辅助氧疗对早产儿视网膜病变的预防作用还有待进一步研究。

必须指出，虽然给氧治疗是早产儿视网膜病变发病的重要因素，但限定了氧的使用并不能完全阻止早产儿视网膜病变发生。氧仅仅是损伤发育中的视网膜血管的多种因素之一，而最基本的因素还是患儿早产或未成熟。

诊断要点如下：

病史：早产儿和低体重儿。

临床表现：病变早期在视网膜的有血管区和无血管区之间出现分界线，这是早产儿视网膜病变临床特有体征。分界处增生性病变，视网膜血管走行异常，以及不同程度的牵拉性视网膜脱离和晚期改变，应考虑早产儿视网膜病变诊断。

如何鉴别白内障和视网膜毛细血管扩张症?

本病由 George Coats 于 1908 年首先报道，故又名 Coats 病。大多见于男性青少年，女性较少，少数发生于成年人。通常侵犯单眼，偶为双侧。病程缓慢，呈进行性。早期不易察觉，直到视力显著减退，现出白瞳症或废用性外斜时才被注意。

本病是一种视网膜血管异常，血管内皮细胞屏障作用丧失，以致血浆大量渗出于视网膜神经上皮层下，导致视网膜广泛脱离的视网膜病变。但这种视网膜血管异常是先天性的还是后天性的，是原发性的还是继发性的，到目前为止，尚无定论。

临床表现：因为视力障碍在儿童常不能自述，多在发生斜视或“白瞳症”才就诊。眼底检查和血管造影显示视网膜血管异常。包括：毛细血管扩张扭曲，静脉扩张，微动脉瘤，毛细血管梭形膨胀，呈囊状或球形，毛细血管无灌注及渗出性视网膜脱离。异常的血管功能不全，引起血浆和其他血液成分渗漏、大片黄白色脂质沉着，可见发亮的胆固醇结晶。黄斑可有硬性渗出，或盘状瘢痕。视网膜新生血管少见。病变逐渐加重，尤其是4岁以下儿童进展快，常伴有广泛的渗出性视网膜脱离。最终因视网膜脱离、继发性青光眼等失明。

有哪些综合征会发生白内障?

在有些全身性的疾病中，也会发生眼部的白内障，同时往往还有眼部其他异常，所以必须全面检查。现简单列举这些全身综合征如下。

(1) 合并全身病的白内障　胚胎病；Marfan 综合征；鸟面综合征；Lanrence – Moon – Bied 综合征；全身感染性疾病。

(2) 合并皮肤科疾病的白内障　异位性皮肤炎(15 ~ 20 岁才发生)；Rochmund 综合征（出生 3 ~ 6 个月发病)；色素失调病（Werner)，常伴有葡萄膜炎；先天性鱼鳞癣或外胚层发育不良；Siemen 综合征 。

(3) 合并代谢性疾病的白内障　糖尿病性白内障；半乳糖血症性白内障；Lowe 综合征（眼 – 脑 – 肾综合征)；搐搦性白内障（低钙引起)；Fabry 病；Refsum 病。

(4) 合并神经科疾病的白内障　肝豆状核变性；Morinesco – Sjogren 综合征。

(5) 合并肌肉性疾病的白内障　如肌强直性营养不良（20 ~ 30 岁发病)。

(6) 合并骨骼系统疾病的白内障　下颌骨发育不良；纤维性骨炎及皮肤色素沉着症；点刻状骨骺；尖头畸形。

(7) 合并染色体异常的白内障　Down 综合征；13 ~ 15 三染色体；Cockayne 综合征。

名医与您谈疾病丛书

治疗篇

白内障什么时候开始治疗?

白内障早期造成较轻微的视力损伤，如果患者经济条件尚可，并能定期接受医生检查的话，就可以开始药物治疗。

药物治疗能否治愈早期白内障?

必须明确：治疗白内障的药物起到的主要作用是延缓晶状体混浊的发展。

目前国内外对白内障治疗的药物研究，仍都处于探索阶段。一些早期白内障，用药以后病情可能会减慢发展，视力不再下降，甚至稍有提高，但这不一定是药物治疗的结果，因为白内障从早期进展至成熟是一个较漫长的过程，它有可能自然停止在某一发展阶段而不至于严重影响视力。目前临床上常用的白内障治疗药物不下几十种，有眼药水或口服的中药或西药，但都没有确切的治疗效果，不可能治愈白内障。

接近成熟期的白内障，药物治疗就无实际意义了。

治疗白内障的常用药物有哪些?

白内障治疗的药物一般有以下几类：

辅助营养类药如利眼明、Colin－rosol 等。

与醌类学说有关的药物如吡诺克辛（卡他林，白内停）、法可林（治障宁）等。

抗氧化损伤药物如谷胱甘肽、SOD 等。

其他类如腮腺素、仙诺特、视明露等。

我国传统医学治疗白内障的方案和药物有哪些?

老年性白内障：它是白内障中最多见的，一般与老年人代谢障碍，全身衰老和功能减退有关。对老年性白内障的医治虽有新的发展，但大多数还是药物治疗和手术治疗的方法。手术治疗必有它的适应性和局限性。由于老年性白内障患者大多是年老体弱的老人，且不同程度存在着一些合并症，如心脏病、高血压、糖尿病等。又由于手术方法一般是更换人工晶体，仅局限于完全失明的老年性白内障患者，然而初中期白内障这恰恰正是中医中药治疗白内障的“黄金时期”。

老年性白内障是重要的致盲性眼病，中医称为圆翳内障、散翳、滑翳、黄心白翳等。本病多因年老体衰、肝肾阴虚、脾肾气虚，精血不能上荣于目所致，治疗多从肝、肾、脾三脏着手辨证论治。

临床主要分为内治与外治疗法，侧重中药外用滴剂的研制。多采用滋补肝肾、活血化瘀、退翳明目、抗衰老方药，使用频率最高的药物是珍珠、石决明。

（1）外治法　国内已有多种中药复方或单体化合物制成滴眼制剂，如麝珠明目滴眼液、强力珍珠滴眼液、941 方滴眼液、小檗胺滴眼液等，其中若干获得成果及专利；国外 20 世纪 70 年代就已采用植物药制成滴眼液治疗白内障。此外还见中药膜剂、注射液（如脉络膜 2 号）治疗白内障的文献。

（2）内治法　有汤剂、散剂、片剂，其中障眼明片。辨证分型可归纳为肝肾阴虚、脾胃气虚等型进行论治。

（3）针灸疗法　可概括为一般针刺法、耳穴针刺法、挑刺法、灸疗法、经穴仪器疗法、金针拔障术、鬃针疗法、祛障穴冷冻疗法等。

（4）中西医结合治疗　主要用于白内障并发症（如角膜水肿、虹膜睫状体炎等）的治疗等。

中医药防治未成熟性白内障疗效肯定，但也存在一些问题有待解决：

（1）中药治疗白内障的方药很多，如何提高疗效是现阶段存在的一个主要问题。

（2）多数临床研究缺乏现代科学、严谨的诊断和疗效标准，多局限于视力表的检查及提高。

（3）宜加强中药作用机制的研究。

（4）最好在科研管理部门的指导下，按中药新药开发的步骤进行研究。

（5）加强中药剂型的研究，如广州中医药大学进行的针对晶状体上皮细胞的脂质体的实验研究。

（6）宜加强中西结合治疗老年性白内障研究。

患白内障后，怎样正确点眼药?

白内障患者年龄偏高，视力较差，动作不灵活，因此点眼药时常有团难，最好由家属或护理人员代点。选一种眼药水点眼，一般每日3次，每次1~2滴，以促进晶状体新陈代谢，控制白内障发展。点眼药水要持之以恒，从不间断。

点眼药水方法：首先是要清洁双手，患者取卧位或坐位头向上仰起，眼睛睁开向上看。用药前要认真阅读药瓶上的说明，用棉球清洁眼部周围防止脏物进入眼中。瓶口不应接触到眼睑及眼睛，手指也不应触摸瓶口，以免污染。点眼药时用食指和拇指将上下眼睑分开，将1~2滴药液点在结膜囊内，之后稍提一下上眼睑，让药液尽可能保留在结膜囊内。然后轻轻闭眼3分钟。用药时不要使眼药瓶口接触眼睑和睫毛，避免将眼药直接滴在黑眼球上。点药之后最好按压泪囊区皮肤2~3分钟，防止眼药通过泪小管和鼻管流失。每次滴眼后应盖好瓶盖。藏于冰箱冷藏室，避光。若片剂或粉剂的包装，应先溶解于同一包装的药水中再使用。病眼有炎症时，应暂缓使用白内障药物至炎症消退。眼药水开瓶后在2~4周内使用，过久或发现有混浊物及异味的应抛弃。眼药水应与其他外用药水分开放置使用，以免混淆应用。点眼药水者，如有奇痒、疼痛、局部红肿等现象应停止用药，若症状明显应立即到医院就诊。

有了白内障不做手术行吗，严重白内障不做手术有危险吗？

我国有大量的农村人口，或者经济条件差、或者居住地偏远、或者没有卫生医疗条件、或者对白内障和白内障手术没有认识、或者胆子很小等，都引起对手术的恐惧感，不愿意接受白内障手术。

但是，一旦视力下降到0.05以下，或者连自己的手指都看不清楚了，就一定要到医院接受检查，千万不能错过手术时机。正如前文所叙述的，到了过熟期的白内障，有可能并发青光眼、葡萄膜炎，严重者最后因为疼痛难忍，或眼球萎缩，必须摘除眼球，因此，本来可以通过手术复明的眼睛，却因为没有及时治疗而痛苦地永远失明。这是每个医生和患者都不愿意看到的！

白内障需要手术治疗的时机是什么？

直到今天，在相当多的患者或家属的脑海中，老年性白内障还是必须等到完全“熟透了”才能手术。事实上，这种概念早已不正确了。

在20世纪80年代以前，由于医学技术水平的限制，当时的白内障手术技术和方法对眼睛损伤大，手术意外多，手术后恢复慢，所以的确产生了“白内障必须等到完全‘成熟’才手术”的说法。患病的眼睛一点都看不见了才能手术治疗，可想而知，患者需要忍受多久的烦恼与痛苦啊！

时至今日，随着仪器设备的不断创新与改进，医疗技术的迅速发展，尤其是白内障超声乳化吸出联合人工晶体植入手术的应用与开展，使白内障手术的安全性与有效性均大为提高，患者已经无需再等到完全失明时才做手术，而是当白内障药物治疗无效，患者自觉日常的生活、工作已受到影响时，便可接受手术。而且，接受手术越晚，由于白内障引起的青光眼、葡萄膜炎等其他眼病的可能性就越高！另一方面，对有经验的医生来说，在白内障“还没熟透”的时候就进行手术的风险并不比在“完全熟透了”的时候进行手术的风险高。

对不同的患者来说，接受手术的早晚时机，可有较大的不同。对一个从事精细工作、需要较多视力的人，可以早些手术。目前在发达国家，患眼视力仅下降到0.6时，就接受白内障手术已是司空见惯的事，在我国，类似这样要求的病例也不断增加；对一个不要求较多视力的人，等到视力较差，甚至到0.1时，再手术也未尝不可。

再重申一遍，如果患者觉得白内障对自己日常的生活和工作造成足够“坏”的影响，就可以求医，要求手术。当然，进一步就必须接受医生详细的检查，排除其他影响白内障手术的全身疾病和眼病后，并得到医生充分的解释，完全理解白内障手术的风险和手术后可能的结果后，医生和患者双方商量，确定手术时机。

先天性白内障，由于影响了视觉的正常发育，易产生形觉剥夺性弱视，因此对于单、双眼完全性白内障或位于视轴中央混浊明显的白内障，应在出生后及早手术，最迟不超过6个月。

白内障患者手术前眼部要做哪些常规检查？

白内障手术是眼科比较精细的手术，为了保证手术效果，需要做充分的术前检查。白内障手术前检查分为两部分，即眼部检查和全身检查。

眼部检查一般包括视力、视功能、眼压和泪道、角膜曲率、A超和B超，其中角膜曲率和A超检查是为了计算手术中要植入的人工晶体度数。在前文中已对前几项检查做了简单的介绍。

白内障患者为什么术前要测眼压、泪道冲洗?

所谓“眼压”即眼内压，是眼球内容物作用于眼球壁及内容物之间相互作用的压力。眼压的形成与房水循环密切相关。正常人的眼压值是10～21mmHg，双眼压差值≤5mmHg。房水循环异常、炎症、全身疾病等多种因素都会引起病理性眼压，临床上分为两种：①眼压＞21mmHg，称为高眼压症；②眼压＜6mmHg，称为低眼压症。

白内障手术要求患者瞳孔充分散大，临床上使用扩瞳剂滴眼使瞳孔扩大，虹膜退向周围边缘，使其根部增厚，因而前房角间隙变窄，阻碍房水回流，使房水积聚而升高眼压，从而诱发青光眼急性发作，出现眼胀，头痛，恶心，雾视或虹视等青光眼发作期症状；救治若不及时，后果不堪设想，甚至导致失明。所以，扩瞳前必须要先测眼压，眼压偏高者不可使用扩瞳剂，以防诱发青光眼急性发作，增加发病几率。其实，不仅是扩瞳前要先测眼压，但凡就诊患者感到眼胀、头痛、雾视及胃肠道反应，治疗前都要测眼压，以免误诊，误治，给患者带来不必要的损失和严重损害。

泪道是泪腺产生泪液排出的通道，其下端开口于鼻腔内的下鼻道处。这里可因慢性鼻炎、鼻窦炎、鼻甲肥大、鼻中隔偏曲和沙眼等疾病而发生堵塞，造成泪液不能顺利地通过，而滞留在泪囊里，泪液和混在泪液里的细菌长期滞留会引起泪囊的慢性炎症，这就是慢性泪囊炎。以老年人为多见，特别是老年妇女。

这种炎症的存在，泪囊里带有细菌的黏液或脓液会从泪小点处溢出来，刺激结膜并使之处于带菌状态。白内障手术需在眼球角膜缘处做或大或小的切口，此时眼球有着内外的交通，这交通虽然很微细，但这时细菌却能从此路进入眼内。而眼内营养丰富正是细菌大肆繁殖的好地方，容易形成细菌性眼内炎，且这种眼内炎很难控制，即使控制，也会产生难以挽回的视力损害，甚至因此失明。

因此，白内障手术前一定要查清确实不存在慢性泪囊炎。查清的办法就是做泪道冲洗。如果泪道通畅，则不会有慢性泪囊炎，可以进行白内障手术。如果泪道不通，要反复检查，确定没有脓液从泪小点流出，仅是单纯泪道阻塞，就可进行白内障手术。如果泪道不通而又有脓性分泌物流出，表明有慢性泪囊炎，则应先做泪囊摘除或泪囊鼻腔吻合术，治好了慢性泪囊炎以后才可做白内障摘除手术。不手术不能解决泪囊炎的问题。此点绝对不能疏忽。

白内障患者为什么术前要做眼部超声波检查?

在白内障诊断中眼超声波检查的作用前文已有叙述。这里再花些篇幅介绍其在手术前的作用。

超声波检查是利用声波传播过程中产生的回声进行观察的。超声波在传播的过程中，遇到声学性质（密度、声速）不同的界面时就会发生反射，反射回来的声波称为回声或回波；回声接收后转变成电信号，经过放大、检波、修饰，以视频图像的形式显示出来，进行诊断和鉴别诊断，也称为回声诊断法。眼球和眼眶位置表浅，构造规则，声学界面清楚，声衰减较少，是最适合超声检查和诊断的器官。同其他医学影像方法比较，超声检查有简便、迅速、经济和无损伤等优点，因而越来越受到临床医生的重视。眼科常用的超声波检查包括A、B型。

A型超声波诊断即超声示波诊断，亦即幅度调制型超声。它是利用超声波的反射特性来获得人体组织内的有关信息，从而诊断疾病的。当超声波束在人体组织中传播遇到不同声阻抗的两层邻近介质界面时，在该界面上就产生反射回声，每遇到一个界面，产生一个回声，该回声在示波器的屏幕上以波的形式显示，界面两侧介质的声阻抗差越大，其回声的波幅越高；反之，界面两侧介质的声阻抗差越小，其回声的波幅越低。若超声波在没有界面的均匀介质中传播，即声阻抗差为零时则呈现无回声的平段。根据回声波幅的高低、多少、形状等对组织状态作为判断。临床上常用此法测量组织界面的距离、脏器的径线，探测肝、胆、脾、肾、子宫等脏器的大小和病变范围，也用于眼科及颅脑疾病的探查。目前A型超声波诊断的许多项目已逐渐被B型超声波所取代。然而它对于脑中线的探测、眼轴的测量、浆膜腔积液的诊断、肝脓肿的诊断以及穿刺引流定位等，由于其简便易行、价廉，仍有不可忽视的实用价值。白内障患者术前利用A型超声波测量眼轴长度，再根据一定的公式推算要植入人工晶体的度数。

B型超声波检查可以发现眼内及眼眶内的病变，且因不同组织有不同的声学特征，借声像对眼各种组织进行生物测量及在一定程度上辨别肿物的组织学性质。眼科利用B型超声波能直接显示病变的大小范围、形态、部位、性质以及与周围组织的关系的特点，对粗略判断成熟期白内障手术的预后有一定的意义。白内障成熟期的患者由于晶状体完全混浊，用检眼镜无法窥见眼内情况，要知道有无视网膜脉络膜肿瘤、视网膜脱离、玻璃体混浊或出血等病变，经B型超声波检查就能了解眼内情况，特别是伴有高度近视的白内障，更应注意有无视网膜脱离，超声波检查是必要的。经超声波检查还可以了解高度近视眼的眼轴长度，眼球形态的变化，以避免作球后麻醉时针头误伤眼球。B型超声波检查费用比较低廉且无创伤，故在白内障患者中为排除眼内病变的首选方法。

白内障患者为什么术前要做视觉电生理检查?

在白内障诊断中视觉电生理检查的作用前文已有叙述。这里再花些篇幅介绍其在手术前的作用。

要评估白内障手术后视力恢复的可能性和程度时，

必须对视网膜功能情况有所了解。只有当视网膜等的功能处于良好状态对，白内障手术后才会有良好的效果。严重的白内障遮挡了光线透入，使医生无法直接用检眼镜检查视网膜的情况。而B超只能测定眼球内各组织结构的状态，只有通过视觉电生理检查才能基本确定视网膜的功能状况。

老年性白内障可以造成视力下降，但视力下降不一定都是由于白内障造成。在晶状体混浊并没有严重影响到患眼视力，即患眼视力下降主要由其他眼病所引起，如视网膜循环障碍性疾病、糖尿病伴有视网膜病变、视网膜炎症、视网膜脱离或老年性退行性病变等。在这种情况下，白内障手术不仅不会提高患眼视力，还有可能因并发症导致患眼视力进一步下降。因此。白内障术前必须对视网膜功能情况有所了解。只有当视网膜功能处于良好状态时，白内障手术才有意义，而视网膜电生理检查将起到这个作用。

白内障患者为什么术前要做角膜内皮镜检查?

再让我们详细地介绍一下角膜内皮镜检查。

完整的角膜分为上皮细胞层、前弹力层、基质层、后弹力层、内皮细胞层。角膜内皮层由一层六角形内皮细胞所形成，厚约5μm，宽约18～20μm，直接与房水接触，这层细胞的再生是受限制的，内皮可用角膜内皮显微镜观察或拍摄。内皮细胞的密度随年龄增大而减低，同样，因损伤、炎症、眼部手术而引起的细胞丢失，是通过增大细胞、减低细胞密度来代偿完成的。虽然部分细胞因年龄或疾病而增大，但是另一些细胞保持大小不变，这样均匀的内皮群落就会逐渐变得参差不齐。出生时内皮细胞密度约3000/mm^2，随年龄的增大，其密度逐渐下降，至成人阶段细胞密度降为1400～2500/ mm^2，同时，其细胞构型亦失去规则的六角形布局。眼球手术、创伤、药物毒性、炎症、高眼压和其他各种病理性刺激均可以使角膜内皮细胞大量死亡。一旦角膜内皮细胞密度低于维持内皮细胞生理功能的临界密度（400～700/mm^2），角膜将出现不可逆的病理性改变。内皮细胞层不断地将基质层中的水分子排入前房，使基质处在脱水状态而保持透明，角膜内皮细胞的屏障和主动液泵功能对于角膜保持正常厚度和透明性是极其重要的，因此它的功能是否正常，关系到整个角膜能否透明。

自 1967 年 Kelman 首次报道超声乳化技术以来，经过眼科医师的不懈努力，其技术日趋完美，已成为白内障手术最常用的术式之一。该手术具有切口小、术后视力恢复快、散光小等优点。但随之引起的并发症也受到临床医师的重视，其中角膜水肿，角膜内皮失代偿就是术后最常见的并发症之一。角膜水肿的表现为内皮细胞减少，角膜厚度增加，透明度下降，有时合并条纹状角膜病变，即后弹力膜皱折。角膜失代偿为内皮受到严重损伤致功能严重失调，角膜上皮层及前弹力层之间形成大小不一的水泡，伴角膜基质水肿。其转归为视力障碍，最终形成大泡性角膜病变。

所以，手术本身加上手术后角膜内皮细胞都可能继续死亡，其手术前的“愈合储备”的临界值应 > 1 000 个/mm^2，甚至 1 500 个/mm^2。对于角膜内皮细胞已降低至临界值的，必须重新考虑手术方式。所以，白内障术前必须行角膜内皮镜检查，评估角膜内皮功能，尽量避免白内障手术后角膜水肿和内皮失代偿等并发症。

白内障患者手术前要做哪些全身检查？

手术前的全面检查可以给您创造一个更加安全的手术条件，因为现在手术技术和设备的提高，白内障手术的麻醉方法和手术过程都得到了很大的改善，但是手术无论大小对人体都是一个刺激，并且白内障患者很多都是患有心脑血管病、糖尿病的老年人，因此要进行全身检查。

全身检查一般包括血和尿常规、肝和肾功能、肝炎病毒抗原抗体、血糖等化验以及血压、心电图、胸部X－射线摄片等内科检查，其目的是为了了解患者的全身状况，有无高血压、糖尿病及其病情程度，心功能情况，是否能胜任白内障手术。必要时根据需要做神经内科检查来了解脑血管的状况。

同时为了避免交叉感染还要进行感染性疾病的排除检查。

国外一些医院将艾滋病检测作为手术前常规检查，在国内有些地方也已开展。

糖尿病患者做白内障手术需控制血糖的标准是多少？

糖尿病是一种内分泌障碍性疾病，与眼的关系甚为密切，糖尿病患者易并发白内障，这已在前文中详细叙述。除了少数伴有严重并发症及血糖过高的患者以外，手术仍是治疗的主要方法，也就是说，一般情况下糖尿病患者是可以做白内障手术的。

施行手术前，原则应将血糖控制在正常范围为好，若血糖控制得不好，手术后往往容易发生前房积血、感染、创口愈合慢及术后眼内炎性反应明显等情况，但要使血糖完全正常，常不易做到，盲目追求血糖达到“手术的标准”，拼命节食、用药，不仅达不到目的，反而容易发生低血糖，甚至造成低血糖昏迷。因此在纠正血糖时要防止低血糖，并且也不宜在短时期内使血糖下降很快。1型糖尿病患者血糖波动大，尤应注意不宜控制过快。

从表5－1中，糖尿病患者术前血糖应控制在“好”的水平，不能高于“稍差”水平。

表5－1　建议白内障手术前血糖控制的水平

	好	稍差	差
空腹	<6.4mmol/L	7.8 mmol/L	>7.8 mmol/L
餐后2小时	<7.8 mmol/L	<11.1 mmol/L	<11.1mmol/L
糖基化血红蛋白	<6%	<8%	>8%

高血压患者做白内障手术需控制血压的标准是什么?

老年白内障患者常常同时患有心脑血管疾病，他们能否承受白内障手术?这要根据所患疾病的类型、程度及心功能情况而决定。白内障手术是眼科常见的显微手术，局部麻醉，手术时间短，对全身器官功能影响不大。一般的心、脑血管患者，如心功能尚好的冠心病，代偿良好的风心病，控制稳定的高血压病，康复期的脑血管意外等，都可以耐受白内障手术。由于患者对手术存在心理上的恐惧，麻醉及眼－心反射等均可增加心、脑血管患者手术中的危险性。因此，对上述患者更需注意手术时机的选择，术前用药以及术中的安全措施等。

手术前做好术前检查，患者决不应该隐瞒病史，配合医生检查可能隐匿的疾患及心脏功能情况，让医生能对患者全身状况进行综合性分析。如无特殊必要急诊手术的，应当先请内科医生用药物治疗，积极改善心、脑功能状况及血压水平，将疾病控制在可能的最佳状态，选择病情相对稳定的时机再进行手术。

家属应充分了解患者的病情及手术情况，配合医生安慰患者，尽量解除患者各种不必要的顾虑。焦虑，恐惧，情绪紧张都可给手术带来不利。术前可适当应用镇静剂。

高血压者血压应稳定在20/12kPa（150/90mmHg）左右，无严重心、肺、肾功能不佳。服用阿司匹林、双嘧达莫（潘生丁）等抗凝药物的老年人，术前1~2周应停止服用。

对于有较严重心、脑血管疾病或高血压病的患者，宜选择医疗条件较好的综合性医院接受治疗以便在手术中能采取心电监护、吸氧等防范措施，以及对万一发生的意外进行及时积极救治。

手术医生需要了解手术室的配备情况，手术中予以监测血压、心电图、脉搏、血氧饱和度等，予以吸氧，保证通气。如果出现突发意外，将立即在麻醉科和内科的协助下急诊治疗。严重时必须停止手术。

手术者的技术水平，选择手术创伤小、时间短的先进术式，对患者能否顺利完成手术也是有决定性作用的，争取在对患者影响最小的情况下完成复明。

有精神疾病或神经系统疾病的白内障患者能做白内障手术吗？

精神疾病不是白内障手术的禁忌证，但是，必须在严格的准备后开展手术，必要时使用全身麻醉，保证手术全过程患者处于安静状态。手术后也需要密切的护理观察，避免意外发生。

也有患者胆子特别小，从手术前几天就开始处于精神紧张状态，甚至引发“从来没有过的”血压异常增高等情况发生。针对这样的患者，除手术前和手术中医护人员的安抚外，有时医生也会使用一些镇静的药物，使患者全身放松，辅助手术。

有些有帕金森症等神经系统疾病的患者，头部和四肢等会出现不自主的抖动，手术中无法自己控制，但这也不是白内障手术的禁忌证。对有经验的医生而言，轻微的抖动并不影响手术。严重时，医生将采用麻醉来控制，使患者进入睡眠状态才手术。

老年性白内障手术有年龄限制吗？

随着中国进入老龄化社会，由于生活水平的提高，越来越多的老年人需要做白内障手术。有的患者家属认为90岁以上老人危险性大，不能做手术。其实不然，随着现代眼科显微手术技术的迅速发展，先进医疗器械的运用与手术方法不断更新，而且目前白内障手术多采用眼部点麻药（表面麻醉），痛苦很小，白内障手术所需的时间已大大缩短，效果显著提高。同时，手术对于人体所造成的创伤也已明显减小。因此。老年性白内障患者，只要全身情况允许，一般都能耐受此项手术，在年龄上已没有绝对性限制，即使100岁以上的老年人照样可以接受白内障手术治疗。

当然，对于高龄老人，由于各脏器功能的衰退，多种慢性疾病的存在，机体的反应能力降低，所以不能说手术完全不存在一定的危险性。因此，对于高龄老人手术，术前更应缜密仔细地了解病情，详细检查，设计手术方案，必要时需请有关科室共同协诊，以期达到手术成功的目的。

哪些全身疾病的老年患者不适合马上进行白内障手术？

老年性白内障患者由于大都年龄偏大，往往同时受各种老年性疾病困扰，如糖尿病、高血压、慢性支气管炎、心脏病、脑中风后遗症等。这时，在白内障手术前需要进行详细的内科检查和治疗。眼科医生将咨询内科医生，共同评价和判断白内障手术对全身状况可能带来的影响，危险过大者，将考虑延缓手术。

老年白内障患者常常同时患有心脑血管疾病，他们能否承受白内障手术？这要根据所患疾病的类型、程度及心功能情况而决定。白内障手术是眼科常见的显微手术，局部麻醉。手术时间短，对全身器官功能影响不大，一般的心、脑血管疾病患者，如心功能尚好的冠心病，代偿良好的风心病，控制稳定的高血压病，康复期的脑血管意外等，都可以耐受白内障手术。但是由于患者对手术存在心理上的恐惧，麻醉及眼－心反射等均可增加心、脑血管患者手术中的危险性。因此，对上述患者更需注意手术时机的选择，术前用药以及术中的安全措施等。

手术前做好术前检查，不隐瞒病史，配合医生检查可能隐匿的疾患及心脏功能情况，让医生能对患者全身状况进行综合性分析。如无特殊必要急诊手术的，应当先请内科医生用药物治疗，积极改善心、脑功能状况及血压水平，将疾病控制在可能的最佳状态，选择病情相对稳定的时机再进行手术。

家属应充分了解患者的病情及手术情况，配合医生安慰患者，尽量解除患者各种不必要的顾虑。焦虑，恐惧，情绪紧张都可对手术带来不利。术前可适当应用镇静剂。

双眼白内障能否同时手术?

老年性白内障以双眼发病为主，且多数双眼白内障成熟时间相近。第一只眼手术后，一部分患者觉得手术效果出乎意料地好，迫切要求第二只眼手术。一部分老年患者身体状况差，伴有心血管疾病，有些由于家庭或陪护方面的原因，都希望能在近期内尽快完成两眼手术。此时，眼科医生除顾及患者身体状况是否耐受，还考虑以下两个因素：

（1）人工晶体的材料作为一种高分子有机化合物，有可能成为一种抗原，同时也作为一种异物的形式存在于眼内，由于机体免疫防御功能的存在，将会识别这些抗原物质，导致眼内的免疫反应。而这种反应往往是机体的免疫状态与多种因素共同作用的结果。人工晶体植入后所引起术眼的免疫反应主要包括有人工晶体植入后纤维蛋白渗出反应，葡萄膜炎，严重者可引起瞳孔膜闭，继发性青光眼。其次，一些过熟期白内障，渗出的晶状体抗原可能早已使机体致敏，如果手术时又有晶状体皮质残留，致敏淋巴细胞就会很快识别自身晶状体抗原，在术后早期就出现严重的眼内反应。这些反应多见于1~2周内。

（2）大部分老年患者对白内障手术都能很好地耐受。但是手术作为一种刺激，对于一部分老年人可以引起心理应激状态。如果第一只眼手术效果好，最强烈的生理需要和心理需要获得满足。在手术后的一段时间内患者会产生最大的快感，同时对第二只眼手术抱有很高的期望值。过高的期望值有时也会使部分患者对第二只眼手术的过程和效果出现心理偏差，尽管手术顺利，也会感到手术麻醉效果不如第一次，视力恢复不如第一只眼。

目前眼科界不主张同时做双眼白内障手术，一般是先做视力较差眼，即使手术中出现意外，手术后视力提高不多，那还有另一眼手术复明的机会。待术后稳定，再根据情况决定另一眼何时手术。如果第一只眼术后恢复顺利、效果好，最短间隔时间是1周。这样双眼在短期内手术，便于手术后继续观察治疗。

有一种特例的情况：需要全身麻醉进行手术的儿童白内障患者，为避免重复全身麻醉的风险，可以在严格的规范操作下双眼同时手术。

白内障手术一定要住院吗？

现在的白内障手术时间短，手术创伤小，手术后恢复快，所以，在我国的很多医院，已经开展门诊白内障手术了。经过详细的检查和仔细的手术前准备，患者只要在安排的时间来到预定的手术地点实施手术后即可离开回家休养，不需要住院了。

但这种操作方式是有条件的：

（1）手术患者全身状况一定适宜手术。如果有严重的心、脑血管疾病、呼吸系统疾病、精神疾病等是不适宜的。

（2）行动不便者是需要家人或朋友陪同的。

（3）手术后休养的地点离手术地点太远，路途颠簸的话，是不适宜的。

（4）手术后回家必须严格按照医生的要求，一般包括认真休息，按时点眼药，不剧烈运动，不用力咳嗽，不让外力冲击手术眼，定期复查等。

必须要住院手术的白内障患者包括：

（1）严重的心、脑血管疾病、呼吸系统疾病、精神疾病等患者，体弱多病，易发生手术中和手术后全身意外者。

(2) 低龄儿童白内障患者。

(3) 医生估计白内障手术复杂，或者联合其他眼科手术共同进行，有必要术后短期住院观察的。

(4) 因各种原因需要全身麻醉进行白内障手术的患者。

白内障患者手术前自己应该做哪些准备工作?

老年人如果得了白内障，经医生检查认为白内障已到了需要做手术的程度，那就应当做好手术前的准备工作。白内障是复明手术，多数效果很好，但由于人与人之间的个体差异，有出现一些并发症的可能，所以作为患者家属要充分了解术中及术后的并发症及可能出现的异常情况，配合医生治疗。除了医生要做眼局部及全身检查以外，患者本身也应当做一些必要的准备工作。

(1) 首先应消除心理上的紧张情绪。白内障摘除本来是眼科最常见的手术，但有的人听说在眼睛上做手术，要打开眼球。“眼水”会流出来，就紧张得几天几夜睡不好觉，怕术后眼睛看不见。这主要是对眼科手术缺乏了解，产生了惧怕心理。其实现代白内障手术痛苦很少，手术时间也短（一般5~30分钟），有的人手术后也没有什么特殊感觉。为克服术前紧张心理，可阅读一些眼科科普书籍，了解眼科手术的一些基本知识；咨询做过白内障手术的患者，了解手术时及术后的感觉，这样便可容易地消除术前的紧张情绪和恐惧心理。

(2) 食宿起居要规律，平时养成按时睡觉、起床及进食的好习惯，多吃些软食及易消化的食物，每日坚持吃水果，以补充必要的维生素，保持良好的精神状态。

(3) 防止便秘，争取每日排便一次，防止大便干燥，必要时可每日口服1~2匙复方蜂蜜或麻仁丸，以保证术前顺利排便。

(4) 戒烟戒酒。

(5) 有全身疾病的患者要在内科医生的指导下，将血压、血糖、心、脑血管指标等调整到最佳状况。手术前一天如果出现任何全身不适，应立即告诉白内障手术医生，及时处理，避免意外。

(6) 预防感冒。

(7) 按照医生建议在手术前1~3天对手术眼点抗生素眼药水。

(8) 手术的前一天要洗澡，清洁面部，因为手术后可能有一段时间不方便洗脸洗头。

(9) 手术前一晚口服镇静剂，如苯巴比妥（鲁米那）、地西泮（安定）片等，以保证良好的睡眠，更好地配合医生完成手术。

(10) 如果不是全身麻醉手术，手术前可以吃比较清淡、易消化的食物，并且不宜吃得过饱。

(11) 高龄患者，最好安排手术当天熟悉病情的家人或朋友陪同，如果有任何事宜，便于与医生沟通。

(12) 在与医生充分沟通后，必须签署手术同意书。这表示患者已充分理解手术方式，充分信任医生，是良好医患关系建立的开始。

白内障患者进入手术准备室后，将发生哪些事情?

当您在预定的时间到达手术准备室时，您会看到医护人员都已经做好了白内障手术的准备。

首先，医护人员会根据手术室消毒原则，帮您换上消毒好的衣服、鞋子、帽子等。

然后，会用散大瞳孔的眼药水，滴在您的手术眼内，使瞳孔完全散开。这将为接下来的白内障手术创造良好的条件。

最后，会用消毒剂涂抹消毒手术眼周围的皮肤，并点上局部麻醉的药物，准备手术。

如果是全身麻醉的患者，步骤就比较复杂了。

哪些情况下需要全身麻醉下完成白内障手术， 术前又有哪些准备工作?

全身麻醉是指用适量的麻醉药物，注入患者体内，使患者在手术中处于睡眠状态，从而顺利完成手术。

麻醉药物是有一定副作用的，特别是对老年人或有严重全身疾病的人群，可能会出现呼吸频率和心跳减慢，血压下降等变化，所以，一般白内障手术尽量避免全身麻醉。如果一定要进行，应该在有经验的麻醉师严格掌握麻醉的全过程下完成。

以下是一些常见的必须采用全身麻醉进行白内障手术的情况：

(1) 低龄儿童白内障患者。患者无法依从医师的要求保证头部和身体静止。

(2) 精神障碍，精神紧张，严重神经系统疾病患者。

(3) 其他有特殊需求者。

如果安排您在全身麻醉下进行白内障手术，需要准备的内容包括：

(1) 手术前充分的准备和休息，保证以最佳的状态迎接手术。

(2) 一般术前 8 小时内禁食固体食物，4 小时内禁止饮水。

(3) 麻醉师将在手术前和您进行谈话，说清楚需要注意的事项。

好了，请放下心来，不用紧张，进入手术准备室和手术室后，听从麻醉医师的安排就可以了，随着麻醉药物进入体内，您很快就会进入梦乡，手术也将顺利完成。

白内障手术究竟是小手术， 还是大手术?

小手术，或是大手术，每个人的理解都不一样。

如果从手术时间上讲，目前的白内障手术最短只需要5分钟就可以了，与一些肿瘤手术等相比，的确短多了。

如果从手术费用上，白内障手术也比不上许多全身手术。

但是，现在白内障手术时间的短暂是在几百年手术技术发展的基础上才实现的。现代的白内障手术是在高倍数显微镜下完成的高度精密的过程，想象一下，如果要通过仅2～3mm的切口，完成直径10mm的白内障摘除，再植入人工晶体，同时，尽可能不损伤任何附近组织的过程，就能够理解手术的难度了。俗话说“台上十分钟，台下十年功”，优秀的白内障手术医师都是经过多年的磨练和经验的积累的。

从另外一个角度讲，白内障手术的效果将直接影响到人体的一个器官是否能够重建功能。人类对视觉的要求，并不比其他感官和机体功能低。

因此白内障手术是必须认真对待的！

白内障手术的局部麻醉方法有哪几种？

白内障手术的局部麻醉通常分为注射性局部麻醉和非注射性局部麻醉，前者指的是常规的球后麻醉或球周麻醉以及筋膜下麻醉等；后者包括单纯用眼药水的表面麻醉、表面麻醉联合前房内麻醉以及凝胶膜表面麻醉。

目前，国内外高水平的白内障超声乳化手术时间多在15分钟之内，表面麻醉等非注射性局部麻醉药，足以满足手术要求，所以近年来白内障手术麻醉方式几乎都采用非注射性局部麻醉，避免了注射性麻醉可能引起出血、感染，甚至扎伤眼球的意外。

国内目前开展的白内障手术方式有哪几种？

（1）白内障囊内摘除术　这种复明手术曾是白内障摘除的最常用方式。手术方法相对简单，可通过用二氧化碳或氟里昂冷凝器，或手术镊子将白内障，包括囊膜一起镊出。术后瞳孔区透明，不发生后发性白内障。此手术需要较大的手术切口，晶状体娩出后，对眼内组织，尤其是对玻璃体的影响较大。容易引起玻璃体脱出，继发性青光眼、黄斑囊样水肿、视网膜脱离等。因手术时晶状体囊一并被摘除，故不能同时植入后房型人工晶体。但技术操作简单，在国内一些边远地区仍有少量开展。

(2) 白内障囊外摘除术　现代囊外摘除手术在手术显微镜下操作，切口较囊内摘出术小，将混浊的晶状体核排出，吸出皮质，但留下晶状体后囊。手术基本做法分为三个步骤：在角膜或巩膜做一个适当的切口，截开晶状体前囊，排出晶状体核心，并吸出晶状体的皮质。后囊膜被保留，可同时植入后房型人工晶体，术后可立即恢复视功能。费用也相对超声乳化手术低廉。因此，白内障囊外摘除术已成为目前国内白内障的常规手术方式。

(3) 白内障超声乳化术　是在20世纪90年代后在国内迅速开展的白内障手术方式，目前在我国大中城市已广泛开展。使用超声乳化仪，通过2～5mm大小的角膜或巩膜切口，应用超声波将晶状体核粉碎使其呈乳糜状，然后连同皮质一起吸出，术毕保留晶状体后囊膜，也可同时植入后房型人工晶体。其优点是切口小，组织损伤少，前房保持良好，手术时间短，视力恢复快，屈光状态稳定，角膜散光小。缺点是手术复杂，难度大，依赖机器，费用高。如操作不当会造成一些并发症而影响视力的恢复。

白内障超声乳化手术到底是怎样完成的呢？

超声乳化：是利用强超声波作用使液体中的不溶固体（或其他液体）粉碎成微粒并与周围液体充分混合形成乳化液的技术。粉碎不溶固体（或液体）的物理机制一般认为是超声空化效应。超声空化效应是指在强超声波作用下，液体内会产生大量的气泡，小气泡将随着超声振动而逐渐生长和增大，然后又突然破灭和分裂，分裂后的气泡又连续生长和破灭。这些小气泡急速崩溃时在气泡内产生了高温高压，且因气泡周围的液体高速冲入气泡而在气泡附近的液体中产生了强烈的局部激波，也形成了局部的高温高压，从而产生了超声的粉碎、乳化作用。

白内障超声乳化手术与囊内或囊外白内障手术方式相比，具有更好的手术效果，已成为目前国际上公认最先进、最可靠的白内障治疗方法。其特点如下：

(1) 视力恢复更好，术后眼内炎症反应更轻；

(2) 术后散光小，且更利于矫正或控制术后散光；

(3) 手术时间短，切口小、疼痛轻，手术当中显微镜引起的视网膜光损伤少；

(4) 手术创伤小，术后恢复快；术后用药剂量小，时间短。

(5) 手术控制更好，安全性提高，并发症减少，术中易于维持深的前房，晶状体后囊膜损伤、晶状体皮质残余的几率下降，人工晶体植入更为安全、可靠。

(6) 无须等待白内障成熟才能施行手术，避免了在漫长的等待过程的种种不便与痛苦，提高了生活质量。

超声乳化术目前在我国大中型城市已广泛开展和普及。近年来，白内障超声乳化术在手术技巧、手术器械和超声乳化仪性能等各方面都得到了迅猛发展，操作更简便，手术更安全。

与白内障囊外摘除术相比， 白内障超声乳化手术的优缺点有哪些?

白内障超声乳化手术是在白内障现代囊外手术基础上发展而来。手术采用超声乳化机器，通过角膜或巩膜切口粉碎吸出晶状体核与皮质，保留晶状体后囊膜以便能植入后房型人工晶体。其显著优点为手术切口小，只有2~5mm，术后切口愈合快，角膜散光小，早期即可获得满意的视力，而且可在门诊手术，不需住院。缺点为：费用高，依赖机器，手术复杂，难度较大，一旦发生并发症，容易造成永久性损伤。

白内障现代显微囊外手术，是一种成熟而有效的白内障手术方法，手术时需要较大的手术切口，术后角膜散光较大，需2周以后才能达到较高的视力，但此手术方法已为国内相当数量的眼科医生熟练掌握，费用较低，不需特殊的机械，手术后复明效果良好，并发症发生率较低。

不论超声乳化白内障手术或现代白内障囊外摘除术，只要掌握适应证，熟练掌握手术操作方法都是很理想的白内障复明手术方法。

我们认为，在我国比较贫困的农村还是提倡白内障囊外摘除术，更符合当地经济水平。

目前国内的眼科医生是根据什么来选择晶状体摘除手术方式的?

白内障手术的目的是将混浊的晶状体摘除，使光线可以进入眼内，可见到物体，把患者从黑暗中拯救出来，使其重见光明。

目前国内主要的白内障手术方式有2种：白内障囊外摘除术和超声乳化手术。一般选择手术方式时，考虑患者的因素包括：

(1) 年龄大，晶状体核硬度在4~5级者，不适合超声乳化手术。

(2) 角膜内皮细胞较少者，如<1000个/平方毫米，不适合超声乳化手术。

(3) 前房很浅，手术中难以操作者，不适合超声乳化手术。

(4) 瞳孔很难散大者，不适合超声乳化手术。

(5) 经济条件差者，不适合超声乳化手术。

考虑医生方面的因素包括：

(1) 无超声乳化仪，或超声乳化仪无法完成高难度手术者。

(2) 医生个人经验和认识不够，无法完成超声乳化手术者。

一般排除以上因素后，首选超声乳化手术。

随着超声乳化手术系统的改进，手术医师经验的积累，许多认为不适合超声乳化手术的病眼也已不再成为手术的禁区。譬如，已有报道对角膜内皮细胞在200个/平方毫米左右的患者开展了成功的白内障超声乳化手术。相信在不久的将来，手术技术和仪器的发展将使医生完成更多的挑战。

白内障手术的最新进展有哪些？

1. 小切口非超声乳化白内障摘除术

小切口非超声乳化白内障摘除术是特定条件下的产物，近年来发展迅速，覆盖面广。在操作技术方面，超声乳化白内障吸除术与现代囊外白内障摘除术有着紧密联系，部分技术细节完全来源于现代囊外白内障摘除术，如注－吸技术、黏弹剂技术和碎核技术等。因此，小切口非超声乳化白内障摘除术是在现代囊外白内障摘除术基础上，为适应现代手术对小切口的要求，在晶状体核处理技巧方面进行了改进和发展的手术。

Blumenthal式小切口白内障摘除术和Khouri手法碎核小切口白内障摘除术是小切口非超声乳化白内障摘除术的典型术式。Blumenthal式小切口白内障摘除术，与现代囊外白内障摘除术的区别在于，前者应用前房维持器，持续保持前房灌注，并利用水压将较小的晶状体核脱出囊袋，借助晶状体滑板将其自隧道小切口挽出；而Khouri手法碎核小切口白内障摘除术其技术特点突出表现在“手法碎核”这一关键步骤。为适应小切口手术的需要，在小切口非超声乳化白内障摘除术中，晶状体核处理技巧的重要性逐步引起眼科临床的重视，出现了名目繁多的碎核或切核技术，对术者的基本操作能力提出了挑战。同时，碎核或切核技术亦是超声乳化白内障吸除术中需要加强的重要技术环节。超声乳化白内障吸除术发展至今，临床对手术的认识已从早期通过增加超声能量以提高手术效率，演变为如何通过降低超声能量以提高手术安全性，实现了手术方式自“动力型超声乳化”向“抽吸型超声乳化”的转变。“抽吸型超声乳化”方式更强调操作技巧在超声乳化白内障吸除术中应用的重要性，提倡在超声乳化晶状体核前，先以机械方法劈开，劈碎晶状体核，从而达到术中最大限度节省超声能量的目的。这种转变趋势，使小切口非超声乳化白内障摘除术和超声乳化白内障吸除术之间技术互为补充，联系更为紧密。综上所述，在我国目前情况下，小切口非超声乳化白内障摘除术尚具有较强的生命力，并可得到进一步发展。同时必须明确指出，单纯为了追求小切口手术方式，而不理解该手术方式的技术内涵，忽视基本技术的培养和提高，不仅无法最大限度发挥小切口非超声乳化白内障摘除术的优势，而且可造成无法弥补的损失。

2. 其他非超声乳化技术

(1) 激光乳化白内障吸除术　是采用激光进行混浊晶状体核粉碎，然后吸除的方法。经过不断改进，激光乳化白内障吸除技术，无论仪器设备的性能，还是操作方法都已趋于成熟，临床已有大宗病例报道。相信随着对仪器设备的进一步改进和临床应用研究的不断深入，激光乳化技术一定会在临床上得到应用。

目前，铒：铱铝石榴石激光（Er: YAG）和钕：铱铝石榴石激光（Nd: YAG）是晶状体乳化两种主要激光源类型。Er: YAG 激光和 Nd: YAG 激光是一种多用途的激光，可用于眼内多种组织的切削及乳化。其在水中有最大吸收率，因此十分适合于对含水量较高的晶状体等组织的操作，激光对晶状体的乳化作用，主要是通过光切削和光声震效应来实现。

(2)涡流乳化技术　涡流乳化技术（CATA－REXTM）首次被介绍是在1999年美国眼科学会会议上。手术时先将直径为1.25mm的特制乳化针头穿刺进入囊袋内。针头头端是一个微型涡流泵，当涡流泵以70 000 r/min高速旋转时，可以在囊袋内产生涡流，带动晶状体核旋转。在旋转的同时，以切削方式层层将晶状体核乳化，并通过同轴抽吸管道吸除。这种设计理念的突出特点是整个操作在封闭的囊袋内完成，液流及晶状体碎片始终不会与角膜内皮相接触，因此可以最大限度的保护角膜内皮细胞。此外，由于涡流的环形运动，产生均匀的离心力，使囊袋及悬韧带各方向所受的牵张力处于平衡状态，不会因此受到损伤。在操作方面，由于乳化针头几乎不需要更换位置，更不需要辅助器械协同，因此操作技术可能会变得更为简单安全。这种技术尚有不足之处。比如，涡流启动以及晶状体核旋转的可控性还不满意、硬核的处理能力还明显不足，以及无可注塑性人工晶体相匹配等，都需要进一步研究和完善。因无临床使用报道，对其应用前景的评价尚为时过早。

(3)射流脉冲乳化技术　工作手柄内装置一个特殊的电极，通过放电加热液体使之产生瞬间膨胀，通过乳化针头前的微孔，高速喷出，并经过反射形成扇形液流。脉冲频率与所加电流频率相一致，约为50～100Hz。因考虑其安全性，每次脉冲喷射大约4μl液体，有效作用范围严格受到控制，不仅不会对囊膜构成威胁，还可对其进行抛光。可重复使用的手柄由钛合金制成，重量仅为40g。其灌注和抽吸管道均与普通超声乳化手柄类同。乳化针头在前房内采取“守株待兔”操作方式，无机械运动及震动。但其广泛应用尚待进一步完善。

3. 超声乳化白内障吸除术的自身发展

(1) 透明角膜、巩膜隧道切口　标准的超声乳化手术切口为巩膜隧道切口，外切口位于角膜缘后2mm，内切口则位于角膜缘内0.75 mm。这一切口的最大优点是术后可保持角膜正常拱形解剖结构，切口不需缝合即可达到水密闭合。近年来，透明角膜隧道切口在临床比较流行。它既无需做上直肌缝线，亦无需切开结膜，在一些病例仅需做表面麻醉，因而极大的提高了手术效率。这正符合了规模化手术的要求，因而受到发达国家医生的青睐。然而必须指出，透明角膜切口，并非是一种比经典的巩膜隧道切口更好的方法，它对手术技术熟练程度及手术器械都有较高的要求。

(2)连续环形撕囊术　连续环形撕囊术除在方法上有诸多改良外，主要进展表现在后囊膜连续环形撕囊术在临床上的应用。后囊膜撕囊术是在人工晶体植入前、后，以锐利针头自后囊膜正中做一小口，自小切口注入黏弹剂，将后囊膜同玻璃膜分开，然后再将其连续撕去的方法。这一方法在儿童期白内障、有后囊膜混浊高发因素的病例实行，对于避免术后后发性白内障的发生有一定意义，但不建议常规使用。此外，在撕囊器械方面，除撕囊镊、截囊针外，高频电凝撕囊器亦被用于临床。在常规超声乳化手术中，是否一定要用此类器械仍存在争论。

(3) 由动力型超声乳化向抽吸型超声乳化转化　动力型超声乳化，即以高超声能量为主来处理晶状体核的操作方式；而抽吸型超声乳化，则是尽量以提高抽吸力来固定晶状体核，利用特殊器械（如劈裂钩）与乳化针头协同将晶状体核劈成碎块的方法。后者实质上是以不扩散的手法来代替锥形扩散的超声能量，从而可大大降低由能量释放引起的并发症的发生。

抽吸型超声乳化手术技术的实现，为微小切口白内障手术准备了条件。经过不懈努力，常规超声乳化手术的主切口已可以达到 <3.0mm。近年来，出现的微小切口双手超声乳化技术，手术切口已下降到 <2.0mm，术后散光较传统超声乳化手术明显减小。

(4)个性化的手术技巧　超声乳化手术进展中，最具有代表性的应属特殊手术技术的形成和发展。从最初的前房乳化技术（1970，Kelman）、虹膜平面乳化技术

(1979，Little)、后房乳化技术（1988，Maloney)，一直到原位碎核乳化技术，经历了近20年时间。1986年Gimbel首次介绍一种细腻的专项乳化技术，并将其命名为分而治之法（Divide and Conquer)。这一方法是巧妙地利用雕刻技术，将晶状体核雕成特定沟槽，再通过分核技术将其分成若干碎块，最后将其逐一乳化吸除。这之后，众多学者对特殊乳化技术进行了深入的探索和改良。先后有原位碎核技术（Shepherd，1990)、切削反转技术(Fine，1993)、拦截劈裂技术（Kock，1994)、劈裂填入技术（Vasavada，1996)、囊膜上劈裂技术（Mloney，1997）等特殊技术到临床应用。这些技术的共同特点是努力开发手法劈核技巧，以最大限度降低能量和缩短纯乳化时间。Joo于1997年介绍的钻凿劈核技术，以及快速劈裂技术，均是这一指导思想的最好体现。所谓“脉冲”模式、“爆破”模式（Burst Mode）等，是指瞬间释放最大设定能量的操作模式。由于时间短暂，因此即时功率可以非常高，而足够长的间歇使乳化针头充分冷却，明显提高工作效率。

此外，近来以所谓“冷超声”模式为代表的双手微小切口超声乳化技术已逐渐被接受。它的主要优点是：①实现微小切口：将灌注套管去除后，无套管针头的外径仅为0.9～1.2 mm，使主切口可以缩小至1.5mm，最小可以达到1.0mm。②提高随行力。③提高抽吸效率。④可靠的安全性。⑤前房稳定性高。

白内障患者手术过程中应注意哪些事项？

白内障手术是非常精细而富有技巧的手术。手术都在显微镜下进行，医生操作时需要患者很好地配合，否则手术操作有困难，有时还可造成严重后果，甚至失明，故在手术过程中患者应注意以下几点：

(1）手术前医生需做局部消毒铺巾，消毒药水有一定刺激性及异味；患者轻轻闭上眼睛，不要紧张。接着医生要在手术眼周围铺上消毒手术巾，铺巾后病人感到有些气闷，就像戴上了口罩，过一会儿会适应的，如确感不适，不要屏气或烦躁。可向医生提出，医生可给患者接上氧气管。

(2) 白内障手术一般都在局部麻醉下进行，有时医生在做局部麻醉时，可能会在眼球后面及周围打上几针麻药，患者可能会感觉有些疼痛，但这种疼痛是可以忍受的，千万不要摇动头部。用力闭眼，以免引起眼部出血，影响手术操作与进行。

(3) 在整个手术过程中，病入应自我调节，稳定情绪，均匀呼吸，千万别随便转动头部。非手术眼可轻轻闭上，想想使自己高兴的事。有什么不舒服，如需咳嗽或转动一下头部可轻轻告诉医生，千万别随便咳嗽、乱动身体及用手做动作，手术是在无菌下进行操作的，污染了消毒巾可能会造成感染。另外，手术时创口都是开放的，随便咳嗽使眼压增高，会有眼内组织脱出、出血的可能。总之，白内障手术患者在手术中应保持情绪稳定，安静平躺在手术床上，有什么不舒服可告诉医生，以达到医生与患者通力合作，相互配合，圆满完成手术。

(4) 听医生的话，如果医生请您睁眼就睁开，固定注视就固定注视，不做过多的动作。

白内障手术过程中会痛吗?

全身麻醉手术过程中患者是没有疼痛感的。

眼表面点麻醉药水的局部麻醉方式可以保证绝大多数的患者在手术中没有疼痛的感觉，只是偶尔有眼胀感。

有些常年吸烟饮酒者，常年使用一些药物者，对麻醉药物不太敏感，手术中可能会出现疼痛感，应及时告诉手术医生，以便追加麻药。

手术后患者可能会感觉轻微的眼疼痛，一般都能忍受，也不需要特殊处理。如果疼痛很剧烈，就必须请医生来处理了。

白内障手术对患者的身体有何影响?

随着现代眼科显微手术技术的迅速发展，医疗器械与手术方法不断更新，而且目前白内障手术多采用眼部点麻药（表面麻醉），痛苦很小，白内障手术所需的时间已大大缩短，效果显著提高。同时，手术对于人体所造成的创伤也已明显减小。因此患者一般都能耐受此项手术。成功的手术后对患者的身体几乎没有任何负面的影响。

但是无论什么手术都会存在一定的风险和并发症（意外），白内障手术也同样存在术中和术后并发症，这些并发症都会给患者身体造成影响。详细解释请见下文。

白内障手术中的并发症有哪些，各有哪些危害?

(1) 手术切口的并发症　白内障的手术切口作为进入眼前房的通路，是一个重要的手术步骤。它可以影响眼球的完整性和稳定性。传统的角膜缘、角膜缘后切口已大部分为隧道式切口所代替。不论是角膜缘、角膜缘后或角膜缘内切口，它们都有一个自闭式切口后唇，这种切口的优点是增加术中的安全性，减少术后的炎症和疼痛，提高术后的密闭性和减少术后的散光。手术切口常见的并发症有：

①切口隧道穿通：隧道上方的撕裂可引起术中切口的渗漏、前房稳定性差和术后切口的渗漏。

②角膜后弹力膜脱离：后弹力膜脱离是白内障手术中的主要并发症，可引起术后角膜水肿及视力下降。

③热烧伤：大部分超声乳化头产生的能量以热能的方式散发出来，这些热能可通过钛合金超声乳化头进入眼内，可由灌注液来冷却。如果灌注液因故突然断流，

则可在1~3秒内烧伤角膜及切口。

(2) 前囊膜撕裂　对混浊晶状体进行超声乳化是通过人为造成的前囊膜破口进行的。超声乳化手术中，最好的前囊膜撕囊方法是环形撕囊法，可以保证撕囊口的张力。一般认为前囊膜放射状撕裂会使裂孔撕至晶状体赤道部从而进一步撕至后囊膜，引起后囊膜破裂，造成手术当中晶状体核落入玻璃体腔或术后人工晶体偏移。

(3) 角膜损伤　包括机械性损伤（可因手术器械接触角膜内皮引起）、热灼伤、超声波振荡伤、化学毒性损伤等。

(4) 虹膜脱出或损伤　如果进入前房的切口太靠后常引起虹膜脱出；另一种虹膜脱出的不良预兆是眼内压升高，常伴有脉络膜渗出或积血。脱出的虹膜受到创伤或超声乳化头在手术时损伤虹膜，可引起术后瞳孔不规则并后粘连。

(5) 晶状体脱位　手术中晶状体悬韧带受到损伤，无法支撑晶状体，无法进一步超声乳化手术；或者晶状体落入玻璃体腔。

(6) 后囊膜破裂　后囊膜破裂是白内障手术中严重的并发症，其结果可直接导致晶状体核或皮质落入玻璃体腔，损伤视网膜，引起出血，或是视网膜脱离。或是玻璃体通过后囊膜破口向前进入前房，可引起术后角膜病变，或是增加眼内感染可能。

(7) 眼前节积血　术中眼内积血不但影响手术医师的视野，同时还可引起术后炎症的反应并产生粘连，加速后囊混浊的发生。眼前节积血的部位主要来自切口或虹膜。

(8) 最严重的白内障手术并发症是驱逐性积血，包括脉络膜上腔渗出、脉络膜上腔轻度积血、严重的驱逐性积血。一旦发生，无法再进行白内障手术。处理不当者，远期失明不可避免。

白内障手术后的并发症有哪些?

白内障术后可出现多个并发症，必须根据各个并发症的原因对症处理。

(1) 伤口缝合不佳，发生渗漏。可导致眼压低，增加眼内感染的可能。

(2) 角膜病变　术后眼内压急剧升高、房水循环障碍、术后前房炎症反应等均可引起角膜病变，角膜混浊，水肿，严重者发生大泡性角膜病变，严重影响视力恢复。

(3) 前房积血　积血可以来自未良好缝合的手术伤口，也可以来自损伤的虹膜。大量积血除遮挡光线进入眼内，影响视力外，还将引起高眼压，角膜血染等病变。

(4) 葡萄膜炎　影响术后视力恢复。少数患者发生眼内炎，若处理不当，失明不可避免。

(5) 青光眼　控制不良者将严重损伤视力。

(6) 后发性白内障　导致手术后视力恢复不佳，或者逐渐下降。

(7) 黄斑囊样水肿　是手术后视力恢复不佳的主要原因。

(8) 视网膜脱离　导致视力迅速下降。一旦发生，必须尽快手术。

什么是人工晶体?

人工晶体（IOL）是一种植入眼内的人工透镜，取代天然晶状体的作用。第一枚人工晶体是由 John Pike，John Holt 和 Hardold Ridley 共同设计的，于 1949 年 11 月 29 日，Ridley 医生在伦敦 St. Thomas 医院为患者植入了首枚人工晶体。

在第二次世界大战中，人们观察到某些受伤的飞行员眼中有玻璃弹片，却没有引起明显的、持续的炎症反应，于是想到玻璃或者一些高分子有机材料可以在眼内保持稳定，由此发明了人工晶体。

人工晶体的形态，通常是由一个圆形光学部和周边的支撑襻组成，光学部的直径一般在5.5～6mm左右，这是因为，在夜间或暗光下，人的瞳孔会放大，直径可以达到6mm左右，而过大的人工晶体在制造或者手术中都有一定的困难，因此主要生产厂商都使用5.5～6mm的光学部直径。支撑襻的作用是固定人工晶体，形态就很多了，基本的可以是两个C型的线装支撑襻。

人工晶体有哪些作用?

人工晶体在人的眼内相当于一个+9D～+12D凸透镜，如果患者术前无屈光不正（即无近视、远视等）则白内障手术摘除了晶状体，术眼就处于高度远视状态，需要戴一个相等度数的凸透镜来矫正。这种“高度远视镜”患者戴起来不美观、不方便、视觉质量差，而且使患者的感觉不舒服，然而人工晶体可以做到：

(1) 在解剖位置上取代正常人眼晶状体的功能，这样就使手术后的眼睛最大化的接近正常眼的结构。

(2) 单眼白内障术后植入人工晶体解决了过去由于单眼白内障手术另眼视力较好；而使术眼术后无法带矫正眼镜的问题，所以视力仍然无明显提高，同时可减少双眼视差带来的不适，如头晕、恶心、有时出现复视。

(3) 人工晶体没有无晶状体眼所造成的视物变形、环形暗点、视野缩小等缺点。

(4) 避免了摘戴眼镜的麻烦，并且容貌自然、美观。

白内障手术中一定要植人人工晶体吗?

人工晶体植入后可迅速恢复视力，具有物像放大倍率小，周边视野正常等优点，但无调节能力，不能适应人眼可同时视远、视近的要求。目前多焦点、可调节人工晶体的初步应用为患者提供良好的远、近视力创造了条件。

但白内障术后也并不是一定要植入人工晶体的，因为每个人的情况不同，也有些患者不适合植入人工晶体。

曾经列为人工晶体植入的绝对禁忌证包括：小角膜、小眼球；虹膜红变；眼先天异常；视网膜中央血管闭塞；眼内肿瘤；增殖性糖尿病性视网膜病变；其他增殖性视网膜病变；先天性青光眼。

相对禁忌证包括：

(1) 青光眼。对于有严重视功能损害的晚期病例，不考虑做人工晶体植入。一般的闭角型、开角型青光眼，可视房角、眼压、视功能情况，或单纯行白内障摘除，或行人工晶体植入与小梁切除术的联合手术。

(2) 糖尿病。无糖尿病性视网膜病变或仅有轻度背景期糖尿病性视网膜病变的患者，只要血糖控制很好，可例行白内障摘除，也不影响人工晶体植入。

(3) 另一眼有视网膜脱离史。临床资料表明，一眼发生视网膜脱离，对侧眼也发生视网膜脱离者约占25%。但随着人工晶体植入技术的提高，与手术本身有直接关联的视网膜脱离已很少发生。因此这一情况作为人工晶体植入的禁忌证，已不具特殊意义。

(4) 角膜营养不良。

(5) 独眼。

(6) 婴幼儿的白内障。

(7) 虹膜炎。陈旧性虹膜炎合并瞳孔膜闭，并有严重视功能损害者，一般不考虑植入人工晶体。

(8) 高度近视。目前认为，植入人工晶体可以减少术后视网膜脱离的发病，所以，建议尽量植入人工晶体。因此，这一条现已排除在人工晶体植入手术禁忌证之外了。

(9) 第一眼人工晶体植入失败。

(10) 全身疾病。某些疾病可影响手术进行或术后恢复，比如控制不好的糖尿病、高血压、心血管疾病等，此时应推迟手术。长期抗凝治疗，应手术前数天停用抗凝剂，如因病情不能停用者应暂缓手术。

随着白内障手术技术和人工晶体材质的发展，以上许多情况已不再是人工晶体植入手术的禁忌证了。根据手术医生的经验，是否手术中植入人工晶体必须视具体情况而定。

如果不植入人工晶体，还有哪些办法矫正白内障手术后的屈光度数?

我们已知道白内障手术摘除后等于摘除了一高度数的凸透镜，如要矫正视力，需另加一个高度数凸透镜。人工晶体植入已被公认为矫正手术后视力的最佳方案。除此之外，临床上还常用三种方法进行矫正：

⑴配戴眼镜　这是最简单的方法，但存在许多困扰的光学缺点。譬如：影像放大，放大的程度约是原来的20%～30%，视野变小，周边视野缺损，只能看清楚影像的中心，而周围模糊，物像变形等。加上眼镜片度数高，重量较重。患者戴此种白内障眼镜需要一阶段适应期，这种眼镜也不适合只接受一眼白内障手术的患者，它会造成复视、头晕、昏眩等现象。

⑵配戴角膜接触镜（隐形眼镜）　配戴隐形眼镜的结果优于无晶状体眼镜。它能有好的周边视力，虽然影像放大约7%左右，但患者不易察觉。它能适合单眼白内障患者。但配戴隐形眼镜，必须掌握正确的方法，每日需清洗以防止因镜片污垢而造成角膜及结膜感染，而且经常戴上取出较为麻烦。若有干眼症，或双手动作不灵巧的患者不适合配戴。老年性白内障患者多为年岁高者，所以不宜接受。

(3) 角膜手术　角膜表层镜片术是将角膜上皮刮除，在角膜表面缝上一个经过精密计算后切削加工的同种异体角膜片，使角膜的曲率增加而达到光矫正目的。此外，激光角膜切削术或激光角膜原位磨镶术在无晶状体眼矫正中的应用研究正在开展中。

人工晶体有哪些类型？

自发明之日起，在50年多年的发展中，人工晶体已经过了6代的改进，使构型逐渐趋于完美，目前样式五花八门，种类繁多。按照人工晶体植入眼内的位量及人工晶体的功能等，可将其分为下面几种类型和品种。

(1) 以是否可以折叠来分类

①非折叠式人工晶体：材质较硬，一般只用于6mm左右切口的囊外手术。

②折叠式人工晶体：材质较软，可折叠到直径2mm范围。可用于超声乳化手术。

(2) 以人工晶体在眼内固定位置分类

①前房型人工晶体：位于虹膜表面，支撑襻固定于前房角及附近组织。

②虹膜夹持型人工晶体：以虹膜为支持点，支撑襻固定于瞳孔缘及虹膜上。

③后房型人工晶体：位于虹膜及瞳孔后方，支撑襻位于囊袋内或睫状沟内，这种人工晶体位置最类似人眼晶状体的位置，是目前应用最广泛的一种类型。后房型人工晶体目前大多数是由能吸收紫外线的聚甲基丙烯酸甲酯制成，分一体式或三体式，光学部分与襻是整体加工而成，称一体式，光学部分与襻分别加工制成，称三体式。襻的形态有J型，C型、改良J型、改良C型等。晶状体襻位于囊袋中是人工晶体在眼内最理想位置。目前有弹性襻囊袋内人工晶体、盘状人工晶体、折叠式人工晶体，以及正在研究发展的膨胀型人工晶体、注人式人工晶体等。

(3) 以人工晶体聚焦度分类

①单焦人工晶体：是目前应用最广泛的一种人工晶体，它的光学部只有一种屈光度，即只有看远处或看近处一个焦点，光学部本身无调节力。手术后患者只能看近清晰或看远清晰，无法兼顾。

②双焦人工晶体：有远近两个焦点，看远处及阅读均可以，但由于人工晶体植入后的位置变化和瞳孔大小的变化均可影响和干扰视力，因此双焦人工晶体目前没有普及应用。

③多焦人工晶体：是一种既能看近又能看远的新一代人工晶体。它可适应不同距离的光线，接近正常晶状体的调节功能。但这种多焦人工晶体也有一定的缺点，如在视网膜上的成像对比度和分辨率低，早期视力恢复差，检查眼底清晰度减低，影响对眼底疾病的观察等。但随着技术的不断发展，多焦人工晶体必将日臻完善，成为今后白内障手术的主要植入物。

近期人工晶体技术有哪些新的发展？

人工晶体植入技术的成熟，以及与白内障手术的完美结合，使得人工晶体性能越来越向接近理想的自然晶状体方向发展。以单纯解决“目标视力”（远视力或近视力）为目的的人工晶体植入，已经不能满足人们对高质量视力的要求，迫切希望有适合各种特殊要求的人工晶体问世。

(1) 有晶状体眼人工晶体。其主要有3种，前房型人工晶体、虹膜固定型人工晶体（如 Verisyse）和后房型人工晶体（phakic PC 人工晶体）。用于眼内屈光手术。

(2) 专为小切口白内障手术设计的人工晶体。目前主要采用亲水性 acrylic 材料的人工晶体，可通过 1.0 mm 的切口植入。这种人工晶体能够最大程度的减少三种像差：球面像差、彗差、视野扭曲，减少眩光。

(3) 可矫正散光的折叠型人工晶体。

(4) 多焦点人工晶体。

(5) 可调节人工晶体。当悬韧带紧张和松弛时，人工晶体位置发生局限性的前后移动。

(6) 滤过蓝光的人工晶体。颜色偏黄，可吸收紫外线和蓝色光线，减少视网膜光损伤。

(7) 非球面人工晶体。根据“像差”原理设计的人工晶体，与常规的球面人工晶体相比，植入后视物时的对比敏感度更高。

手术植入后人工晶体要不要更换或清洗？

当前使用的人工晶体材料，都有着良好的人体生物相容性，放入眼内不产生或仅初期产生轻微的炎症反应，早已被证明是安全的。做过手术后，人工晶体放入眼睛内，如果没有产生脱位或造成并发症，可以永久置放，既不必换新，也不必清洗。

但是，当人工晶体植入后出现一些情况，经慎重考虑后则要取出人工晶体。①人工晶体制造或消毒不当引起眼内感染。②人工晶体大小不合适引起眼痛。虹膜角膜组织损害和角膜内皮明显损害。③慢性葡萄膜炎久治不愈。④人工晶体眼有不能控制的角膜大泡性病变，难以控制的青光眼和浅前房，广泛前粘连伴有眼压升高。⑤任何难以解释及控制的黄斑囊样水肿。⑤葡萄膜炎－青光眼－出血综合征。

需要更换人工晶体是由于：①人工晶体屈光度与实际需要极不符合，患者有不适主诉且无法用戴框架眼镜和角膜接触镜来解决视力矫正。②人工晶体发生半脱位或全脱位引起眼内组织损伤。③人工晶体表面有大量色素斑点覆盖；局部使用激光治疗未能消除而视力有较大影响。④做眼后部手术时受到人工晶体的妨碍，则取出已植入的人工晶体，在手术完成后，可更换另一人工晶体植入。

人工晶体取出后是否换一个新的人工晶体取决于其临床疾病是否可以改善。无论是人工晶体取出和更换，都要慎重。因为取出和更换人工晶体的技术有一定难度，该手术危险性应多加考虑，眼科医生会合理地估计已有的临床并发症，取出人工晶体过程所致的眼外伤和二次植入人工晶体是否会引起过多的组织扭曲及进一步的眼部状况恶化。同时，还要结合医生的能力、手术技巧和适当的设备等来考虑。

人工晶体植入术后有哪些并发症?

人工晶体植入术后常见并发症包括：

(1) 浅前房。

(2) 持续角膜水肿（大泡性角膜病变)。

(3) 前房和玻璃体积血。

(4) 上皮植入前房。

(5) 葡萄膜炎。

(6) 化脓性眼内炎。

(7) 青光眼。

(8) 人工晶体位置异常　包括：①瞳孔夹持。②“日落”综合征。③“日出”综合征。④“挡风玻璃刮水器”综合征。

(9) 后囊膜混浊。

(10) 视网膜并发症　主要是黄斑囊样水肿和视网膜脱离。

是否双眼必须植入同一种人工晶体?

首先，如果植入的是不同厂商生产的人工晶体，请不必担心。目前能进入市场的人工晶体绝大多数都通过了国家质检认证，质量都达到标准要求。国产的人工晶体工艺和质量已不比进口人工晶体差了。

其次，如果植入的都是单焦点人工晶体，也没有什么区别。

再则，如果双眼植入的是可调节或多焦点人工晶体，最好双眼都使用同种的人工晶体。

白内障手术后多久进行复查?

首先，手术后第 2 天肯定要进行换药和首次术后检查。然后是在一周内第 2 次检查。接下来，如果有条件配合的话，可以间隔 1 个月、2 个月各复查一次。

一般认为白内障手术后完全恢复需要 3 个月以上，所以到手术后 3 个月时，再接受一次全面检查是必要的。随后，如无异常，可不必专门复查了。

如果手术当中，或手术后出现并发症，复查的时间间隔就要缩短，必须听从医生的具体安排。

如果植入了人工晶体，是否就不必再配眼镜了?

必须指出，目前植入人工晶体的度数是依靠手术前通过角膜曲率计、A 型超声波等测量后，通过公式计算得到的。在测量过程中，存在很多的变数，可能导致测量结果与预期值之间的差异。譬如 A 型超声波测量得到的视轴长，如果相差 1mm，最后的结果就可能差 3D（相当于眼镜度数的 300 度）。譬如采用的测量公式，有些公式并不适合高度近视眼。错误的选择可能会带来 5 ~ 6D 的差异。患者在检查时很好地配合检查者也是很重要的。

即使测量完全准确，公式选择正确，得到的结果也是理论值，与实际预期值还可能有一定的误差。

另外，每个患者对手术后效果的要求也不一样。有些患者要求手术后看远清楚，也就是需要手术后的屈光状态接近正视。有些希望看近清楚，也就是需要手术后带些轻微近视。这就给手术前人工晶体计算和选择带来了更多的问题，出现误差的可能性就更大了。

所以，植入人工晶体后，与手术前的预期值相差 1D 以内是很常见的。目前的眼科医生正在向 0.25D 以内的误差进军，但在短期内，这个目标是很难实现的。

所以，即使植入了人工晶体，在手术后 3 个月左右，患者眼内恢复基本稳定时，为了达到手术后视力恢复理想，可以考虑验光配眼镜，以进一步提高视力。当然，是否最终佩戴还要取决于患者个人的经济能力、对目前视力的认可程度、双眼是否协调以及对戴镜的适应程度等。

如果在手术后3个月内佩戴过渡性的眼镜，并不对视力恢复造成影响。只是从经济成本来说，可能不太合算。

为什么手术前能看书，白内障手术后反而看不清了？

正如前文所叙述的，发生白内障后，患眼会出现近视，所以看近处的物体，譬如看书看报时，是能看清的。但是，主要由于经济条件原因，目前国内的白内障手术大多采用单焦点人工晶体，它是没有调节性的，也就是说不能同时看远或看近。如果手术后看远清晰，看近就必然不清晰了。

但是不必紧张，只要通过验光来配一副近视镜就可以解决看近问题，就像年纪大了要配老花镜一样。

建议手术前，您仔细和医生沟通，让医生明确您对手术后视力的要求，相信医生会选择最符合您要求的人工晶体的。

为什么有些人手术后一直流眼泪，而有些人手术后觉得眼睛很干？

首先谈流眼泪问题。白内障手术前，常规需要完成的检查包括泪道检查，如果存在泪道阻塞的话，白内障手术前就将处理之。所以，手术后的流泪一般不会是由泪道阻塞引起。主要的原因是手术后眼睛出现了炎症，需要用眼药来治疗。

再谈眼干问题。目前研究发现，白内障手术后出现干眼症的比例并不少见。可能与白内障手术破坏部分泪膜有关，也可能与手术后用眼不当、感染等有关。干眼症并不威胁视力，只是不舒适。一般随着手术后眼睛的恢复，症状会逐渐减轻。严重的干眼症可以用一些眼泪的替代品，或是通过简单的治疗来解决。

为什么有些人手术后眼睛里总像有东西一样的异物感?

手术后的异物感主要与手术切口的愈合有关。刚做完手术，切口处肯定不会像原来一样光滑，所以在手术后眨眼等时候，眼睛会感觉有东西“咯”着了。这种感觉随各人的耐受性不同，有的人明显且持续时间较长，而有些则没有明显感觉。但随着切口处疤痕的愈合，逐渐恢复平整，这种感觉将逐渐消失。

有些医生在手术前，习惯将眼睫毛剪短，以减少手术后感染的可能性。手术后睫毛的生长有一定的过程，在这期间，患者也会感到异物感。如果实在难以耐受者，可以采取不定期牵拉眼睑，或是用眼膏涂眼的方法，来减少短睫毛对眼球的刺激。

为什么有些人白内障手术后会感到眼前有黑影飘?

大多数情况下，眼前看到的飘动黑影是玻璃体内的混浊物。随着年龄的增长，原本果冻样透明的玻璃体，逐渐发生浓缩、液化等改变，纤维网格结构破坏，出现了团块状、飘带样等漂浮物，在视线范围内就表现为飘动的黑影。

白内障手术如果正常完成，没发生意外的话，是不会引起这些混浊物增加的。之所以感觉影飘动增加，是因为手术前混浊的晶状体遮挡了视线，感觉不到这些黑影。手术后视物清晰了，也感觉到这些黑影的缘故。

这种情况在高度近视人群中比较多见。

如果自觉黑影很明显，可求助医生，医生会扩大瞳孔详细检查眼底，仔细观察有无任何视网膜病变。如果自觉有固定不动的黑影，或者黑影量急剧增加，或者黑影颜色发红，请立即到医生处求诊，因为这是视网膜脱离或玻璃体新鲜出血发生的征兆。

对单纯的玻璃体混浊，目前没有特效的治疗方法。随着恢复期的增加，患者将逐渐适应这种黑影。

影响白内障手术后视力恢复的因素有哪些？

白内障是一种常见的眼病，通过手术能够使大多数患者复明，能使术后矫正视力明显提高，很多都能达到0.8以上，不过，也有少部分患者术后仍然视物不清，这是怎么回事呢？根据现在的临床研究，主要有以下几个原因：

(1) 手术眼本身的情况　我们常把眼球比作照相机，晶状体就像镜头，视网膜就如胶片，白内障手术只是更换了一个镜头，如果其他的镜头或者胶片不好，也不会拍出清晰的图像。比如角膜中央区的白斑、术后角膜的水肿，影响了光线进入眼内，当然也不会产生清晰的视觉；再比如有眼底视网膜的病变，尤其是黄斑部的疾病(如黄斑出血、黄斑变性等)，对手术后视力就会产生很大的影响。

(2) 后发性白内障的形成　有许多白内障患者在手术后视力恢复得很好，但是过了几天、几个月或者几年，视力又逐渐下降了，这就是由于后发性白内障的形成所造成的。在白内障手术中，医生为了不破坏眼睛的正常生理结构以及很好的植入人工晶体，就会保留原来晶状体的后囊膜。然而，由于白内障手术中晶状体皮质或晶状体上皮细胞吸除不干净以及手术本身的刺激都会促进晶状体上皮细胞的增殖、分化，并移行到后囊膜表面形成混浊物，从而使白内障术后视力再次下降。不过，如果出现了这种情况也不用着急，处理很简单，医生只要用激光在后囊膜的中央打开一个切口就可以了。

(3) 角膜的散光　白内障手术后由于切口的影响，角膜的弯曲度会发生一定的改变，如此就会造成角膜的散光，也会影响术后视力的提高。一般来说手术后3个月，等切口愈合，角膜散光稳定了，这时配戴矫正眼镜就可以提高视力了。

(4) 人工晶体自身的影响　正常的晶状体具有调节功能，使人既可以看清远处目标也可以看清近处的物体，而单焦点人工晶体的度数是固定的，它只能使人在一定的距离内看得最清楚，要么看远要么看近清楚。而为了让患者具有较好的近距离的阅读能力，医生常常会植入比测量的度数高一些的人工晶体，因此就影响了患者看远的视力。但如果患者想要恢复看远的视力，可以通过验光配镜获得。

(5) 人工晶体度数的测定误差　在白内障手术前需要测量手术眼的角膜曲率、眼轴的长度，然后再用这些结果计算出人工晶体的度数。这些检查需要使用角膜曲率计及A型超声仪，在测定的过程中超声检查头如果压陷了角膜就会使得所测眼轴的长度偏小，造成晶状体度数计算的不准确，从而影响术后视力。甚至有一些眼晶状体的度数很难测量，如硅油眼，A超测不出眼轴，因此也就计算不出晶状体的度数，这时医生通常会根据患者既往的视力情况及对侧眼的屈光状态而估算人工晶体度数，因而会产生一定的偏差。

(6) 其他的一些手术并发症　白内障手术，尤其是超声乳化手术是一项比较复杂的显微手术，因此，难免会出现一些手术的并发症，如眼内出血、眼压升高、眼内炎、葡萄膜炎、黄斑囊样水肿等，从而也会影响手术后视力的恢复。但是由于仪器设备的不断完善、医生手术技术的成熟，这些并发症现在已很少出现。即使出现，只要采用相应的药物治疗，都是能够恢复的。

所以，如果白内障患者手术后视力没有提高或者提高不多，先不要着急，正确的做法是及时到医院检查，请医生找出视力下降的原因，并积极采取相应的治疗措施。

白内障手术后多久才能看电视？

当今社会，电视已经走进千家万户，从城市到乡村，作用从简单收看节目到收集信息、教育学习、购物娱乐的多元化，可以说，已经从几十年前的奢侈品变为当今的生活必需品。那么，白内障患者在术后是否可以使用这种“必需品”呢？

有关监测结果也表明，电脑或电视荧光屏产生的X－射线、紫外线、红外线、超低频、静电场和声辐射，这其中，紫外线对眼睛伤害较大，并且是白内障的诱因之一。阳光中的紫外线的杀伤力非常强，在没有任何防护措施下，短时间的强烈照射就可能引发眼睛的异物感，而且角膜会充血发炎，久而久之，就会发生晶状体混浊，导致视力下降，甚至导致白内障和失明。它不仅能够加速白内障的发生，还可能影响眼底，造成视网膜黄斑变性，进而影响视力的改变。电视发出的紫外线会比阳光中的弱得多，但对于刚做完手术的患者来讲，仍有可能影响术后恢复。

另外，电视的成像原理在红黄蓝三原色的小色块后用灯光照明，再通过一系列复杂的光电信号转换形成图像。为了使图像更加清晰干净，灯光通常会调得比较亮，再加上无数肉眼难以察觉微小的色块不断变换，其对眼睛的负担可想而知，即使最新的LED电视也是如此。

目前，对于白内障的治疗还不能仅仅应用药物完全治愈，所以治疗仍是以手术为主。随着手术治疗的发展，白内障手术已经不会像以前那样留下大的刀口，但是，不管刀口多小，只要是手术，术后都需要一定的恢复时间。因此，白内障患者最好1星期内不要看电视，1星期后根据眼睛恢复情况再考虑看电视。看电视也不要过久，随着眼睛的恢复再逐步延长时间，并且要注意休息，每看1个小时需要休息10～15分钟（图5－1，图5－2）。

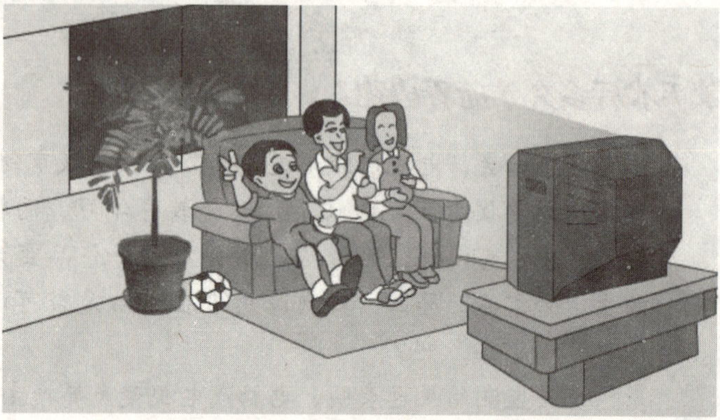

图5－1　看电视应定时休息

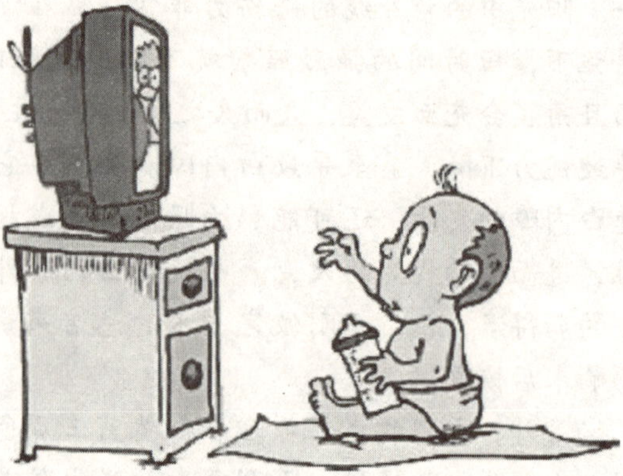

图5－2　看电视不要过近

白内障手术后能否从事体力劳动？

虽然白内障手术损伤很小，手术切口也小，超声乳化手术治疗白内障一般只有3mm切口，但也不能掉以轻心，因为眼睛非常娇嫩。3个月内不能做重体力劳动，不能进行剧烈运动，更不宜从事爆发力的动作，这与眼睛伤口的愈合过程有着密切的关系。伤口的愈合分为三个阶段：

第一个阶段我们通常称作炎性阶段，也就是伤口愈合的炎性反应阶段，是机体对伤口的反应及调整愈合活动过程，它的特点是局部温度升高、发红、肿胀，这个阶段的功能是清除死亡的细菌及细胞，促进愈合过程。这种最初的反应开始了一连串的相互作用，反应刺激身体的触发中心。护理得当大约为48小时，否则会延长。

第二个阶段叫做增生阶段，增生阶段也叫做增生期，是机体所在环境及产生组织再生的阶段，约在创伤后48小时开始。这期以成纤维细胞的活动为特征。巨噬细胞及血小板刺激成纤维细胞产生。伤后的5～6天，如果应用维生素C，可以加速成纤维细胞开始合成胶原蛋白质支持新生组织基质。2～3周产生快速胶原蛋白质合成。伤口牵拉能力大幅度提高。

最后一个阶段叫做变异阶段，又叫再塑型期，即修复为变硬及形成疤痕组织的时期。伤后约21天开始，在这期间，成纤维细胞数减少，而胶原蛋白质继续黏着，改变了模型，形成疤痕，表现成熟体征明显，疤痕变成猩红色约4个月，然后逐渐褪去红色，最后变成银白色。再塑型期前，产生大量的胶原蛋白质，并不断增加纤维强度直至充分稳固。在这点上，疤痕继续通过增加胶原蛋白质分子之间的交叉来再塑型而增大强度。成纤维细胞迁移并和绷紧的条纹平行重新组合。当伤口内液体丢失时，不断压缩胶原蛋白质并黏着绷紧，因而使伤口更牢固。此为最后一个阶段。

虽然愈合的三个阶段相互交错，但都是连续发生，相互影响的。

而今，随着科学技术的发展，白内障手术更加先进。超声乳化白内障手术是用一种超声波导入眼内，把混浊变硬的晶状体粉碎呈乳状，吸出，再植入人工晶体。这样切口小，愈合快，术后散光小，不用缝线，甚至可在门诊手术，如果合并植入可折叠人工晶体，效果更好。

在这之后，为适合我国广大中小城市，甚至大城市中较晚的白内障患者的需要，眼科医生又改进手术方法，发明一种小切口人工晶体植入术。此术式继承发扬了超声乳化术的手术技巧和用具，改进了传统常规手术。由于手术中不用超声乳化仪，所以术中无超声能量的损伤，切口只需缝合1~2针，甚至不缝，术后反应也小。

现在白内障手术用的大多是超声乳化的方法，伤口要比以前小得多，相对恢复快，不适感大大减少，但是，不论是多小的手术都需要时间愈合，刀口的初步愈合需要1个星期，即前面提到的炎性阶段和增生阶段的成纤维细胞开始合成胶原蛋白，如果您身边曾有亲友做过手术，医生会提醒1周后即可洗澡，指的就是这个时期。这时伤口表面看起来没什么事，实则并未完全恢复，还不能做提重物、弯腰、下蹲等剧烈一点的活动，低头穿鞋、咳嗽等活动也要小心，体力劳动最好不要做，以免影响刀口愈合。

那么，白内障手术后还能做体力活动吗？3个月后再塑型期接近尾声，伤口完全闭合，患者便可以放心的进行体力劳动（图5-3）。

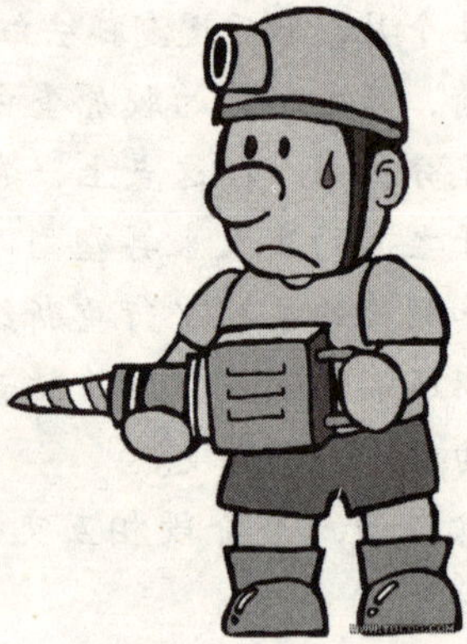

图5-3　体力劳动最好3个月后再做

白内障手术后能烧菜做饭吗？

前面我们已经说过伤口的愈合过程，读者们已经对术后注意事项有了一定的认识，手术后3~4天，不宜接近高温炉灶，更需避免烟熏，而且伤口正是最脆弱的时候，即使是低头穿鞋、咳嗽也是不允许的，短期内当然不可烧菜做饭，比如，手术后当天，手术的眼睛还戴着眼罩，活动度过大会引起伤口开裂，只能进行一些日常活动。

那么，术后多久可以做饭呢？现在研究普遍认为，只要恢复良好，没有炎症或并发症，术后2~3周即可下厨，但是较重的物体，比如说装满汤的厨具。这个厨具重量有标准吗？根据我们多年的临床观察，一般5kg的就不要亲自动手了，可以请家人代劳（图5-4）。3个月后，即可完全恢复正常家务活动。

另外，在厨房做饭、烧水时，热的蒸汽和油烟会刺激到眼球，而眼睛周围脆弱的皮肤更容易被热气烫伤；切洋葱、大蒜等刺激性食物时会流泪，长此以往，也会影响到视力。因此，在切洋葱、大蒜的同时，可以打开抽油烟机。而在做家务时戴上一副眼镜，可以同时避免这三种伤害。即使不做手术，最好也保护眼睛，防止引起或加重眼部疾病。

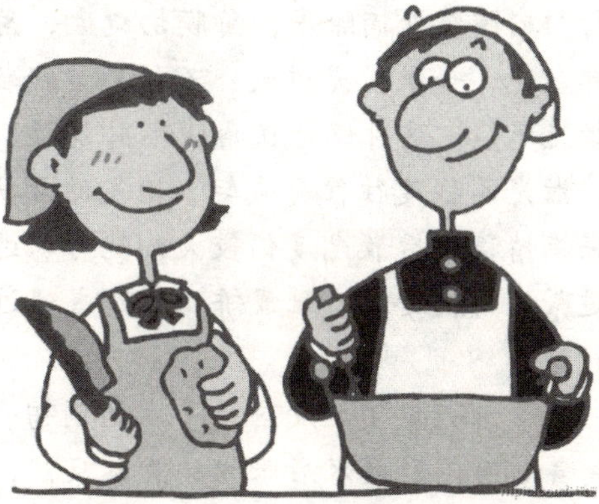

图5-4　术后3周内不要搬过重厨具

白内障手术后怕光怎么办？

许多白内障手术后的患者会出现或轻或重的怕光不适，这个症状有的持续数天或数月，甚至少数患者会持续存在，令人难以接受。这是为什么？如果出现了这种情况，医生与患者应该怎么办呢？首先，我们应该找出怕光的原因，然后针对病因做出正确的处理。下面就引起怕光的原因与对应的治疗做进一步的阐述：

（1）眼睛的适应过程　许多老年性白内障患者手术前长期生活在“黑暗”的环境里，手术后不仅视力明显提高了，而且患者会觉得看东西更亮了，这样有些患者就会觉得不适应而怕光。当然这些患者多数在短时间内都能够适应，因此不需要特别的处理。如果适应困难，也可以配戴有色的眼镜作为过渡，逐步适应。

（2）角膜水肿　白内障手术中由于超声乳化头进出角膜切口以及乳化头产生的热损伤会造成切口处的角膜水肿，如此就会发生角膜刺激症状，引起怕光。这种切口处的水肿是最常见的，一般可自行消退。另外，手术创伤、高眼压也能引起角膜水肿，其治疗的重点在于点激素眼药水消炎及处理高眼压。

（3）角膜的散光　角膜切口会造成角膜散光，尤其是行白内障囊外摘除术，角膜切口大，角膜的缝合容易引起散光，如果散光过大，不仅患者视物不清，也会出现怕光不适。这种散光在角膜水肿消退、切口愈合稳定后，散光的程度往往会减轻，怕光的症状就会消失。但如果病情稳定后散光度仍较大，就可以适时拆除部分缝合过紧的角膜缝线、配戴矫正眼镜或通过角膜屈光手术进行治疗。

（4）术后的炎症反应　手术的创伤、晶状体物质的残留等都可以引起术后眼内的炎症反应，这种炎症通过局部或全身的激素抗炎治疗大多可以消退，如残留的晶状体物质过多则需要再次手术清除。

（5）后发性白内障　一些不规则的后发性白内障可以引起患者的闪光感，也会有怕光不适。这时就需要通过激光切开混浊的后囊膜。

（6）黄斑水肿　术后的眼内炎症、手术中光对视网膜的损伤以及对黄斑区的牵拉等，可能会引起黄斑的水肿，使患者产生视物变形。经抗炎治疗多数也可以恢复。

(7) 人工晶体的偏心或移位　如果手术中人工晶体没有全部植入晶状体的囊袋或手术中后囊膜破裂，术后人工晶体位置不稳定就会产生移位、偏心。出现这种情况就会产生紊乱的视觉图像，可以引起单眼的复视。轻微的偏心，往往经过自身调节，可以复位或适应。如果偏心明显，则需要再次手术进行调整。

(8) 植入了错误度数的人工晶体　如此会造成难以接受的屈光度，产生极度紊乱的视觉图像，必须要取出原先的人工晶体，重新植入正确度数的人工晶体才能解除症状。

总之，造成患者术后怕光因素多种多样，但是最常见原因还是手术创伤引起的眼内色素膜的炎症以及角膜的水肿所致，对于这些原因通过术后常规局部应用激素眼药水都能控制，因此，患者并不需要担心。

白内障手术后会复发吗?

在临床上，常常会遇到白内障的患者问：我的白内障摘除了以后还会再长吗？对此我们是可以理解的。白内障患者由于长期遭受“黑暗”的痛苦，在白内障摘除后，才得以重见光明，重新获得了学习、工作的机会，这是多么宝贵啊！因此，患者经常担心术后是否会再长出一个白内障来。那么白内障摘除后究竟会不会再长呢？这要根据每个人的具体情况和采用的手术方式来加以分析。

早期的白内障囊内摘除术是把整个晶状体完整去除，也就是说眼睛内已经没有了晶状体，当然在手术后就不会再长白内障了。但如果不是采用此方法摘除，而是采用白内障超声乳化吸除或白内障囊外摘除术，则有一部分患者术后会形成后发性白内障。现代先进的白内障超声乳化手术，通过小切口将白内障——混浊的晶状体核部及皮质用超声乳化吸除，但保留了晶状体囊袋以植入人工晶体，恢复正常视力。一般而言，白内障不能再生或复发。手术中保留的晶状体囊袋，开始时是透明的，并不会影响视力。但是数月或数年之后少量残留的晶状体前囊膜或赤道部的上皮细胞增生，向后囊膜移行并纤维化，导致透明的后囊膜变得混浊，影响术后视力，使视力再度下降，医学上称为后发性白内障，而并不是白内障的再生。此外，白内障手术后的炎症反应及人工晶体设计的情况等也是后发性白内障发生的影响因素。

现在随着白内障手术的普及，后发性白内障已经成为影响白内障术后视力恢复的重要因素。它也是白内障囊外摘除术后最常见的并发症，在成年人，术后的发生率为30%～50%，在儿童则为100%。虽然，目前还没有防止后囊膜混浊发生的有效措施，但是，如果发生了后发性白内障，其治疗并不复杂，应用YAG激光技术，只要数秒钟时间，就可高度选择性地在混浊的后囊膜的中央切开一个小洞，这样光线进入眼内，视力即可恢复正常，无任何痛苦，安全而有效，一般不需再次手术，因此，患者也不必过于担心和紧张。

白内障手术后，视力再下降的原因有哪些？

现在随着白内障手术设备的不断改进、人工晶体材料与设计的改良以及医生手术技术的日益成熟，白内障手术已经非常的安全。其中白内障超声乳化手术因手术切口小，并发症少，术后视力恢复快而受到广泛的欢迎。一般来说白内障手术后的3～6个月内，患者的视力可能会有不稳定的情况，出现近视、远视或散光等屈光不正状况。但如果手术6个月后视力仍不稳定，甚至有逐渐下降的趋势，则应及时去医院做检查。目前的临床观察发现，导致术后视力再降的可能原因有：

(1) 后发性白内障的形成　这是白内障囊外摘除术最常见的并发症。这些患者可以在手术后的数天、数月或者数年开始出现视力的再次下降。其发生的原因主要是手术中少量残留的晶状体上皮细胞沿着后囊膜移行、增殖、纤维化，在后囊膜的表面形成混浊物，此外，残留的皮质也会被晶状体的周边的前后囊膜包裹形成混浊，从而导致了白内障术后的视力再降。

（2）人工晶体的脱位　白内障手术中植入的人工晶体在手术后的3个月内尚不稳定，如果人工晶体襻没有完全植入晶状体的囊袋内或者被囊袋内残留的皮质所妨碍，则可能导致人工晶体的偏心移位，引起眼睛屈光的紊乱，导致视力下降。另外，如果手术中晶状体后囊膜有破裂、悬韧带（起固定晶状体囊袋的作用）断离等，在手术后就可能造成人工晶体的偏位，严重的可脱入到玻璃体腔，严重影响手术后的视力。

（3）眼部合并症的影响　如果用照相机来比喻眼球，那么白内障手术只是更换了一个镜头，如果其他的镜头或胶片不好，也同样不会拍出清晰的照片。因此，如果患者除了白内障之外，还存在类似其他镜头或胶片的眼部疾病，如角膜的疾病、视网膜的疾病，这些病变要是在白内障手术后没有发作，那么术后的视力尚能保持稳定，一旦发病，势必引起视力的再次下降。

（4）全身疾病的影响　比如高血压、糖尿病、肾功能不全等全身疾病，都会引起眼底的病变，因此会影响视力。如果白内障手术后，这些全身病变加重，影响到眼睛，尤其是视网膜的病变，就会造成视力的下降。

总结上述的分析可以知道，白内障手术后视力再降的原因可以归纳为两种：手术并发症的影响及合并的眼部或全身疾病的发作。因此，如果患者出现这种情况就要及时到医院进行检查，找医生查明原因，并采取积极的治疗措施。

如何治疗后发性白内障？

有些白内障手术后视力下降的患者到医院复查，经常会被告知又有了白内障，这就是后发性白内障，是白内障术后最常见的合并症，术后5年的发生率高达50%。主要表现为患者在人工晶体植入术后一段时间内，视力又复下降。裂隙灯显微镜检查，可发现晶状体后囊膜混浊增厚，在年轻的患者常可见到后囊膜表面泡沫状弹珠样小体，称为Elsching珠。后发性白内障可以发生于手术后的1个月到数年，其发生率与患者的年龄最相关，年龄越大，发生率越低，儿童白内障术后的发生率几乎为百分之百。这主要与其发生的机制有关。

(1) 晶状体上皮细胞沿着后囊膜的表面增殖、分化、移行，这是后囊膜混浊发生的重要原因。晶状体上皮细胞是晶状体中具有增殖与分化能力细胞，它形成晶状体纤维，年龄越轻，细胞的活性越强，它分布于前囊膜与赤道部，后囊膜是没有的。在白内障囊外摘除术或超声乳化术中，手术本身就是一种创伤刺激，必然会促进上皮细胞的增殖活性，表现为上皮细胞移行、增殖和向成纤维细胞转化，导致后囊膜混浊。

(2) 残留的皮质与术后的炎症反应，也都可能造成纤维组织沿着后囊膜增生。因此，为预防后发性白内障的发生，就应在手术过程中尽量不留或少留皮质，手术操作轻巧，减少术后炎症反应。

目前，后发性白内障患者的治疗还是相对简单的，下面就具体介绍一下：

(1) 激光后囊膜切开术　用钕－YAG激光可以安全地将混浊的晶状体后囊膜切开，是当前最常用的手术方式。其适应证就是白内障术后影响视力的后囊膜混浊；但对一些角膜病变妨碍观察后囊膜、患眼不能固视、有黄斑水肿、有活动性炎症及有发生视网膜脱离高危因素的患者则禁忌行此激光手术。其手术方法就是在表面麻醉下，患眼散大瞳孔，用激光在混浊的后囊膜上击射出与瞳孔大小相一致的切口。术后大多数患者只要局部点一些散瞳剂及激素眼药水减轻眼内炎症反应即可。其较常见的并发症主要是眼压的升高，一般用几天降眼压的药物即可控制。

(2) 手术切开后囊膜　可以在行白内障手术的同时，在中央部的后囊膜上做一切口，这样即使术后出现了后囊膜的混浊，也可以保持眼视轴区的透明，不影响视力。但这种手术容易损伤玻璃体前界膜，继而造成玻璃体的脱出、黄斑囊样水肿及视网膜脱离等并发症，因此，大多数医生并不采用。另外一种方式就是在出现后发性白内障后再进行二次手术切口后囊膜，这样的风险还是要比一次手术的小，这种方式在没有激光手术设备的地区及切开与人工晶体贴附过紧的后囊膜、过厚的后囊膜时采用。

先天性白内障能否植入人工晶体?

先天性白内障是指出生前后即存在，或出生后才逐渐形成的先天性遗传或发育障碍的白内障，它是一种较常见的儿童眼病，是造成儿童失明和弱视的重要原因。那引起先天性白内障有些什么因素呢？比如：①遗传因素：近亲结婚后代的发生率比随机结婚后代高10倍以上；②环境因素：母亲妊娠期间（尤其前3个月）的病毒感染，妊娠期营养不良，盆腔受放射线照射，服用某些药物（激素、水杨酸制剂、抗凝剂等），患系统疾病（心脏病、肾炎、糖尿病、贫血、甲亢等），早产儿，胎儿宫内缺氧；③其他因素。

婴幼儿患先天性白内障后，影响了视觉的正常发育，易产生弱视，因此出生后应及早行白内障摘除手术，手术最迟不超过6个月，至于手术后是否要植入人工晶体一直存在争议，理论和技术上讲，人工晶体手术不应有年龄限制，任何年龄均可进行，但对先天性白内障的患儿及少年行人工晶体植入术，应持谨慎态度，由于婴幼儿和儿童眼组织的特点，手术和术后的并发症明显多于成年人，一方面，儿童眼正处在快速发育阶段，手术是否引起一些目前尚未知的危险仍令人担心，特别是儿童眼轴、角膜曲率仍在不断变化，并且不能准确的定量预测这种变化，术中该植入人工晶体的度数较难确定，另一方面，儿童的视功能也处于发育阶段，需要在外界环境的刺激下才逐渐发育成熟，因此要获取较好的视力，惟一的途径是尽早的手术并进行无晶状体眼的矫正，但儿童配戴眼镜的不合作、不方便及不满意的效果使医生们仍倾向于尽早植入人工晶体，因为人工晶体植入术后可以为患儿提供全天24小时的光学矫正。

此外，婴幼儿和儿童植入人工晶体的目的，除了提高视力，还能防止弱视和发展融合功能和立体视觉。但由于婴幼儿和儿童眼组织的特点，术后并发症明显多于成年人，因此不能作为常规手术。目前关于儿童植入人工晶体的年龄，较为保守者认为应在≥3岁，这是较为稳妥的做法；较为激进者认为≥1岁，这是重视视功能恢复的做法。一般来讲植入应在2岁以后进行，1岁以下尽量不要植入（但需要戴镜），1～2岁之间的要根据患儿自身的客观条件来决定，单眼性无晶状体眼者由于戴眼镜的困难和双眼竞争性抑制机制容易造成弱视，因此提倡尽早植入人工晶体；双眼无晶状体眼者可以稍推迟植入时间，特别是能够配合戴眼镜的患儿，植入人工晶体时必须慎重，病例应严格选择，手术者应有熟练的操作技术，术后密切观察以及加强弱视训练等均不能忽视。

先天性白内障手术后视力能提高吗？

许多先天性白内障患者的家长常常会有这样的观念：认为只要把白内障摘除了，他们孩子的视力就会恢复到正常。这个观念是错误的。先天性白内障与老年性白内障最大的不同在于两者视功能的发育程度是不同的。老年性白内障患者的视觉已经发育成熟，手术后的视力提高到一定的程度一般就稳定不变了。而许多先天性白内障患者到医院就诊时，视觉功能都有发育不全，而且也尚未稳定，如果年龄还小，则白内障手术后视力可能会逐步提高，至于能恢复到多少的视力就取决于手术时机与手术后进行弱视等治疗的情况。

人类视觉的发育是从出生后就开始的，婴幼儿在出生后2个月固视反射形成，立体视觉及色觉分别在出生后的3~4个月形成，出生后6个月视力迅速提高。若在这个阶段发生白内障，不仅会造成视力损害，同时也会破坏双眼视功能及色觉的发育。因此，为了恢复视力，获得完善的视功能，对单眼遮挡视轴明显的白内障应在出生后2个月内手术，否则会发生形觉剥夺性弱视。如双眼白内障已明显影响视力者宜尽早手术。而且，为缩短单眼因白内障受抑制的时间，两眼手术间隔时间尽量安排得近一些，一般在第一眼手术后1周术眼无明显手术反应，即可行第二眼的白内障手术。若白内障不严重，或局限性晶状体混浊，小儿尚有一定视力可正常生活，手术时间应慎重考虑，不要急于手术，但必须采取促进视觉发育的措施（如矫正弱视的训练等），待小儿稍大些后再手术。另外，人类视觉的发育可以持续到12岁左右，其中有2个重要的阶段：儿童视觉发育的关键期与敏感期。在3岁以前，视觉发育最为重要，称为关键期，3~10岁是敏感期。这两个时期中，视觉的发育有很大的可塑性，年龄越小可塑性越大，其中可塑性的高峰是在2岁左右，一旦视觉发育成熟，则无可塑性之谈了。3岁之前，由于双眼的视觉还未发育完全，先天性白内障就极易影响到双眼视觉功能的形成，使双眼视功能的发育受到障碍，但是如果能及时的治疗白内障，就能使双眼的单视功能重新得以形成，受损害的视觉发育也能够恢复，视力常能恢复至正常。在敏感期，虽然双眼的单视功能已经建立，但还需要完善，此时如能及时解除白内障的影响，双眼单视功能就能巩固，甚至也可以恢复到正常的水平，但不如关键期治疗恢复那么快、效果那么好。而在视觉完全发育成熟之后，对于先天性白内障进行手术治疗的意义就不在于提高视力了，手术就只是起到美容的作用了。

总之，先天性白内障即使手术治疗成功，术后视力的恢复与老年性白内障相比往往还是不满意的。所以，小儿患者白内障眼的视力恢复的预后，在很大程度上取决于手术时机的选择、手术方式、术后无晶状体眼的屈光矫正和术后弱视治疗等。

如何治疗外伤性白内障？

外伤性白内障是指眼球受到外界的打击，包括眼球钝挫伤、穿通伤、辐射性损伤与电击伤等外伤引起的白内障，其中以机械性损伤所致的白内障最为常见。

外伤性白内障由于致伤的原因复杂、晶状体损伤的程度也各异，所以在治疗上应根据晶状体的具体情况而采取不同的治疗措施，包括手术与保守（非手术）治疗。

1. 保守治疗

主要是采用药物综合治疗，适用于对视力影响较小，无严重并发症且较局限的白内障。

（1）辐射性、电击性白内障　如果晶状体混浊的范围局限在周边部，对视力的影响不大，则只要点用一些防治白内障的眼药，如卡他灵、谷胱甘肽等。

（2）穿孔伤所致的局部白内障　在早期可用缩瞳眼药水，这样可以封闭前囊膜的小破口，防止房水的持续进入以及皮质的外溢，如果已有皮质进入前房则可以散大瞳孔，然后再联合应用激素治疗眼内的炎症，应用抗生素抗感染治疗。

（3）铁、铜锈白内障　可以用药物 EDTA 治疗铁锈及铜锈，并及早取出眼内异物。

2. 手术治疗

除上述比较局限的外伤性白内障之外，大多数的外伤性白内障是需要手术治疗的。

（1）手术的适应证　①晶状体囊膜破口大，房水进入，晶状体膨胀，或者皮质大量外溢，进入前房造成眼压升高，引起继发性青光眼及反应性虹睫炎，这时必须在积极抗炎、抗感染的情况下，及早行白内障吸除术。

另外，对于儿童的外伤性白内障，晶状体破裂较大，皮质溢出，但未引起眼压升高时，则可以观察，待其自行吸收，如果残留的皮质形成机化膜在瞳孔中央，则再手术切除机化膜或用YAG激光切除。②对于角膜伤口处有晶状体嵌顿的白内障，在缝合角膜伤口时可以一并摘除白内障。③对于完全脱位的晶状体，由于容易引起较多的眼部并发症，也应该尽早取出。④任何外伤性白内障只要严重影响视力，经检查有复明的可能性，均可以实施白内障手术治疗。

（2）手术的方式　根据晶状体损伤的程度、核的硬度、脱位的部位采用不同的手术方式。主要有白内障吸除术、囊内摘除术、囊外摘除术、超声乳化吸除术及晶状体咬切术。

（3）人工晶体植入时机及方式　根据眼部伤情的轻重，后囊膜的完整情况作不同的选择。如果眼球损伤很重，眼内结构紊乱、出现继发性的青光眼等，则不宜植入人工晶体，因为，植入人工晶体只会加重眼内炎症反应，更进一步损伤眼球组织，遇到这种情况时，可以待眼部病情稳定后，有人工晶体植入的价值（戴眼镜的矫正视力提高）后再植入也不迟。而对于一些晶状体后囊膜或囊袋完整，眼部创伤反应较轻的患者，就可以一期将人工晶体植入囊袋，如果囊袋不完整则植入睫状沟。否则，需要等眼部病情稳定后，二期再植入。

异物导致的白内障应如何治疗？

异物导致的白内障对眼组织最大的威胁在于异物会把外界的细菌、真菌等微生物带入眼内，如果治疗不及时就很容易引起化脓性眼内炎，严重的损害眼组织。因此，对此类外伤性白内障治疗的重点在于如何把控制感染与治疗白内障合理的结合起来。在治疗每一个眼球穿孔伤之前，我们都要认真检查伤情，如果出现了感染的迹象，则眼内异物存留的可能性非常大，这时就应该积极的控制感染，尽早手术取出异物，尤其是毒性强的异物，包括化学性质活泼的金属异物、动物的毛发、植物性异物等。对于新鲜的异物伤，如果伴有眼内感染，则应该在清创缝合伤口之后，一期采用玻璃体切割的方式切除混浊的晶状体及玻璃体，同时取出眼内异物。如果穿孔伤后没有发现感染的表现，并且明确的知道异物为玻璃或塑料等性质不活泼物体，则急诊手术只要关闭伤口，用抗生素及糖皮质激素控制眼内的创伤性炎症之后，再行白内障囊外摘除或超声乳化吸除术，而这些性质稳定的异物根据其在眼内的部位择期取出，细小的甚至可以不用取出。而对于陈旧性的异物伤，如果眼内感染药物控制不住，则应该及时的手术切除化脓的玻璃体及白内障，同时可以眼内注入抗生素或填充硅油抑制感染的扩散。

在异物性白内障中，金属性异物最为常见，由于它们的化学性质活泼，在眼组织内存留可以导致眼的铁锈、铜锈沉着症而严重损害眼组织。因此，如何治疗金属异物性白内障是这类白内障治疗的另一个重点。铁质异物是最多见的眼内异物。细小的晶状体异物可能只引起局限性的混浊，且可以存在多年而无明显的反应。但是它在眼内可以产生氧化作用，逐渐在眼内扩散，形成角膜、虹膜、晶状体、视网膜等眼球各部位的铁锈沉着症，最终会导致失明。因此，对于晶状体的铁质异物，还是要及早的取出，如果晶状体的混浊比较局限，可以用磁铁吸除异物，而不摘除晶状体，如果晶状体混浊明显，则同时行白内障手术。另外，铜质异物较铁质异物对眼组织的损伤更大，它可以造成眼内的化脓性改变，即使异物被组织包裹了，它也会引起眼组织的坏死，造成失明。所以晶状体的铜质异物往往引起明显的晶状体混浊，一经发现就要尽早取出异物，并摘除白内障。

由于异物容易造成眼内的感染，也容易造成晶状体后囊膜的破裂，因此，在异物导致的白内障手术中，多数选择二期植入人工晶体。如果后囊膜的破裂范围较大，可以选择把人工晶体植入睫状沟或者缝襻固定人工晶体。

白内障伴角膜病时应如何治疗?

角膜的病变常会影响到白内障手术的效果。现在我们就从白内障伴有角膜病的手术时机选择方面进行阐述:

(1) 可以进行白内障手术的角膜疾病　对一些病情稳定的角膜混浊、角膜变性,如角膜的白斑、云翳、角膜老年环,出现在角膜的周边或近中央部位,只要不妨碍或较小妨碍白内障手术中对晶状体的观察、操作,尤其是撕除前囊膜的操作,就可以进行手术治疗。当然手术后的视力恢复会受角膜病变的影响,尤其与中央角膜病变的程度有关。一般来说,这部分患者的视力较术前还是会有所提高的。

(2) 需暂缓进行白内障手术的角膜病变　角膜炎、一些严重的角膜变性、角膜内皮功能不全的患者,是需要控制好角膜疾病才能够进行白内障手术。角膜炎的患者在进行眼内手术时,致病的微生物是很容易通过切口进入眼内,导致眼内炎,破坏眼内组织,严重的可导致失明,因此这类患者必须要把角膜炎症控制后才能行内眼手术。严重的角膜变性如带状角膜病变表现为睑裂区角膜横行的带状混浊,不仅影响了白内障手术操作,而且手术本身的创伤也会加重角膜的病变。另外,一些角膜移植术后、高眼压、葡萄膜炎等造成角膜内皮细胞数明显减少或角膜内皮功能低下的患者,需要慎重进行白内障手术,应该尽量推迟手术,恢复内皮细胞活力,因为手术会进一步损伤角膜内皮,造成内皮的失代偿。

(3) 不宜进行白内障手术的角膜病变　正如上面提到的,妨碍观察到晶状体的角膜病变,当然无法进行白内障手术。还有一些免疫相关的角膜变性,如边缘性角膜变性,当出现环状的角膜缘变薄,且有穿孔的危险时,也最好不宜进行白内障手术,因为手术的切口难以选择,而且术后的炎症也易加重角膜病情的发展。对于这类患者，如确实需要行白内障手术，也必须先进行成功的角膜移植后才予考虑。

总之，我们在进行伴有角膜病的白内障手术时，不仅要考虑到手术的可行性，还要考虑手术效果，即必要性。

白内障伴翼状胬肉时应如何治疗?

许多白内障伴有翼状胬肉的患者经常困惑于先治疗胬肉还是先治疗白内障，要解释这个问题就必须要了解什么是翼状胬肉及其对眼睛的影响。

翼状胬肉俗称“攀睛”或“胬肉攀睛”，是指睑裂部肥厚的球结膜及其下的纤维血管组织呈三角形侵入角膜，其外形就像昆虫的翅膀而得名。多是在睑裂斑的基础上发展起来的。发生的部位常见于鼻侧，少数见于颞侧或双侧。其具体的发病原因尚不清楚，可能与紫外线的照射、风尘的刺激等有关，因此好发于长期从事户外工作的人群，如渔民、农民。翼状胬肉的患者多数没有明显不适，但是胬肉侵入角膜，可以引起角膜的逆规性散光，侵犯到瞳孔区就会造成视力下降，严重的还会影响眼球的运动。在临床上胬肉分为进行期与静止期两型，顾名思义，进行期胬肉的病情会不断发展，逐渐增大，而静止期的胬肉一般稳定或进展缓慢。目前，对于翼状胬肉的治疗主要是手术切除胬肉组织，可加用羊膜移植、球结膜移植等减少手术后的复发。另外，放射线照射与丝裂霉素的应用也可以减少胬肉的复发。

现在知道了翼状胬肉的一些知识后，我们就对白内障伴有翼状胬肉的治疗方案具体分析一下。首先，对于静止期的胬肉，侵犯角膜范围较小，由于其病情稳定，对视力的影响也小，因此可以不用处理胬肉，而行白内障手术；如果侵入角膜的瞳孔区，不仅明显影响视力，影响白内障手术的操作，而且胬肉遮盖中央部的角膜，可能无法测量角膜的曲率，也就无法测定需要植入的人工晶体的度数，另外，即使能够测出角膜的曲率，由于胬肉大，会引起角膜曲率较明显的变化，也导致了人工晶体度数测量的偏差。所以，对于这类大的静止期胬肉，建议还是先切除胬肉组织，待术后病情稳定了再行白内障手术，这样有利于白内障手术后视力的提高。其次，进行期的胬肉表现为胬肉组织肥厚、充血，角膜上的头部组织呈灰白色胶样隆起，角膜常有浸润，病变发展快，而且患者多有较明显的眼部刺激症状。如果此时进行白内障手术，手术的刺激就会促进胬肉组织的生长，很快长入角膜中央，就影响了白内障手术的效果。因此，对于这种类型的胬肉，建议先用药物控制或手术切除胬肉，待病情稳定后才考虑行白内障手术。

当然，需要说明的是，翼状胬肉还是一种常见的眼表疾病，只要治疗得当，其对眼睛的影响是不大的，因此，伴有翼状胬肉的白内障患者只要适时的处理好胬肉，白内障手术后的视力提高还是很理想的。

白内障伴葡萄膜炎时应如何治疗?

让我们再回顾一下从第一篇中学到的知识：葡萄膜为眼球壁的一层，它分为三个部分，即虹膜、睫状体和脉络膜。虹膜和睫状体发炎称为前葡萄膜炎或虹膜睫状体炎；脉络膜供给视网膜的外层营养，脉络膜发炎常影响视网膜而发生脉络膜视网膜炎或称为后葡萄膜炎；前后部同时发炎则称为全葡萄膜炎。

葡萄膜含有丰富的血管和色素，因颜色像葡萄膜得名，由于葡萄膜的血供特点，来自全身血液中的各种有害物质，特别是一些较大分子的细菌、寄生虫、肿瘤细胞等致病因子容易在此滞留，引起葡萄膜发病，同时全身免疫反应的介质容易进入脉络膜沉积而不易排出，因此，葡萄膜也成为眼免疫病的好发部位。

葡萄膜炎按炎症的部位分为前葡萄膜炎、后葡萄膜炎、全葡萄膜炎。

前葡萄膜炎的症状有：①急性发作时，患者自觉疼痛，疼痛呈放射到眉弓和颊部，受光刺激和眼球受压时更为明显，夜间加剧；慢性炎症时一般疼痛轻或无疼痛。②畏光，流泪：经常与眼痛相伴，同时有眼睑痉挛；③视力下降。

后葡萄膜炎患者无疼痛、畏光、流泪等刺激症状，多表现视功能紊乱。临床表现为：①视力减退：视力减退的程度取决于病变的部位和玻璃体混浊的程度，患者自觉眼前有黑点飘动；②视功能紊乱的其他表现：疾病开始时患者自觉眼前闪光感；当病变进一步进展，可发现有视物变形、视物变大或变小的表现；甚至眼前可有固定的暗点。

全葡萄膜炎的患者前、后葡萄膜炎的症状都有。

白内障同时伴有葡萄膜炎曾被列为手术的禁忌证，随着显微手术的广泛应用和技术的进步，现已公认可行白内障手术。那什么时候能行白内障手术仍需要具体情况具体分析。

如果葡萄膜炎与单纯白内障有关，那么及早摘除白内障有利于炎症的控制，术中可一期植入人工晶体。

如果曾有过葡萄膜炎，但炎症已静止较长一段时间，也可行白内障手术，术中也可植入人工晶体。反复慢性葡萄膜炎药物治疗难于控制、症状、体征较轻者，有时摘除白内障后反而可以控制炎症，可试行白内障摘除手术，但一般不马上植入人工晶体。如果患者有活动性炎症就不能行白内障手术，应采取有效的措施控制葡萄膜炎，待炎症完全消退后才手术。

白内障伴青光眼时应如何治疗?

首先，我们再花些时间解释一下青光眼是什么？这是一类主要与眼压升高有关的眼病，高眼压可以病理性的压迫视网膜与视神经，造成它们的进行性的损害，视野逐渐缩小，以至全部消失，最终导致失明。在临床上通常把青光眼分为原发性、继发性与发育性青光眼。原发性青光眼又可分为闭角型与开角型青光眼。其中原发性青光眼是青光眼的主要类型，虽然研究多年，其病因机制尚未完全阐明。对于原发性青光眼有研究表明，即使用药物或者手术把眼压控制到了正常，视神经的损伤还是有发生的，只不过是延缓了疾病的进展。所以，医学上有这样的观点：青光眼是不能“治愈”的，治疗只是起延缓病情的作用，这主要是从视神经保护方面来说的。而目前医疗上使用的一些神经营养药物，也只能起到辅助治疗的作用。综合上面的阐述，我们可以知道青光眼的治疗，尤其是如何防止视神经、视功能的进行性的损伤，在当前还是一个没有完全解决的难题。

此外，青光眼也是一种常见的眼病，好发于中老年人，因此，常与白内障合并存在。而老年性白内障对视神经、视功能是没有损害的，其手术时机的选择对术后视力的恢复基本没有影响。所以，在治疗白内障伴青光眼时，治疗的重点就是如何控制眼压，保护视神经，也就是以治疗青光眼为主。那么什么时候可以或者需要进行白内障手术呢？这主要有下面两种情况：

(1) 晶状体是引起青光眼发病的因素　研究表明，在原发性闭角型青光眼中，晶状体相对比较大，其前表面与虹膜贴附的面积大，这样会增加生理性的瞳孔阻滞，导致房水由后房经瞳孔流到前房的阻力增大，后房压力升高，将周边部的虹膜向前推移，使已经狭窄的房角容易关闭。因此，如果出现了这种青光眼的急性发作，现在许多的眼科医生都建议摘除白内障，而是否需要联合小梁切除术，则还需要评估术前房角及药物对眼压的控制情况。一般来说，如果术前局部降眼压药物能够控制眼压，还有部分房角开放，则先采用单纯的白内障摘除术，术后眼压还高可再用药物控制。而如果术前药物不能控制眼压，则需要采用联合手术了。再比如一些过熟期或成熟期白内障中的晶状体蛋白的大量溢出，阻塞了小梁网，导致房水流出受阻从而引起晶状体溶解性青光眼或眼组织对晶状体产生过敏反应，引起的晶状体过敏性青光眼，则必须要摘除白内障，而且术中还需要彻底的清除晶状体皮质。

（2）晶状体不是青光眼的发病因素　在开角型青光眼中，晶状体并不是它的病因，其发病的原因与机制主要是小梁网引流房水功能的障碍。因此，在开角型青光眼中摘除白内障不会有利于青光眼病情的好转，是否行白内障手术取决于手术的意义及手术的风险。如果青光眼的病情属于早中期，那么白内障手术后提高了视力，也就提高了患者的生活质量。如果是晚期的青光眼，只剩了管状视野，进行白内障手术就意义不大了，而且风险也很大，手术本身就有可能损害残存的视力导致失明。

白内障伴视网膜脱离时应如何治疗？

还记得吧？人类的眼球壁有三层，视网膜是最内的一层，也是眼球内结构最复杂而精细的部分。它既是光的接受器又是传导器，外界物体反射的光进入到眼内，视网膜就把接受的光刺激转变为神经冲动，然后再传到大脑的视觉中枢，形成视觉，人也就看到物体了。因此，视网膜就相当于照相机的胶片，它是眼睛成像系统中关键的部分。此外，在组织学上，视网膜属于神经组织，而神经组织坏死了是不能再生的，因此，视网膜的病变会造成视功能的进行性损害，即使疾病恢复了，也都会损失或多或少的视网膜细胞，所以，如果发现了视网膜的疾病比如视网膜脱离，就应该尽早并积极的治疗。

那么什么是视网膜脱离呢？视网膜在组织学上又可分为10层，包括内9层的神经上皮层与外面1层色素上皮层，这两层的分离，医学上就称为视网膜脱离。由于视网膜的外面4层的血液供应来自脉络膜（眼球壁的第二层，紧贴视网膜）的血管，尤其是视网膜上最重要的黄斑中心凹（我们平常检查的视力就是黄斑中心凹视力）的营养供应也来自脉络膜血管，视网膜脱离后，其外层细胞的营养供应就会中断，造成细胞的大量坏死，即使脱离复位以后视力也很难恢复到以前。所以，视网膜脱离的治疗是越早越好。

通过上面的解释，我们了解了视网膜及视网膜脱离的一些知识，现在我们就具体介绍一下白内障伴视网膜脱离到底该如何治疗。视网膜脱离后应该尽早治疗，而老年性白内障则是一种慢性疾病，它对视功能是没有影响的，也就是说，白内障手术的早或晚，手术后的视力恢复都是一样的。因此，如果同时合并有白内障与视网膜脱离，其治疗的原则就是先处理视网膜脱离，待视网膜复位且病情稳定之后才考虑进行白内障手术。但是，由于白内障会妨碍观察眼底，影响视网膜脱离手术的操作，因此，具体情况就要具体分析。

视网膜脱离按发病原因分为孔源性（原发性）与非孔源性（继发性）视网膜脱离，非孔源性视网膜脱离又可分为牵拉性与渗出性视网膜脱离。其中，孔源性与牵拉性视网膜脱离必须要采用手术治疗，包括外路手术（主要是巩膜扣带术，是在眼球的表面进行的手术）与内路手术（即玻璃体视网膜手术，是进入眼球内的手术），渗出性视网膜脱离主要是针对原发病进行治疗。因此，如果视网膜脱离需要手术治疗，而白内障的程度又比较轻，不妨碍观察眼底，则不要进行白内障手术，因为视网膜复位手术已经是眼科较大的手术，手术的创伤也大，白内障手术会进一步加重手术刺激，所以不必同时进行。如果白内障影响了视网膜手术的进行或者视网膜手术后白内障会很快混浊加重，比如需要玻璃体腔填充硅油，则硅油会加重晶状体的混浊，不利于手术后观察眼底病情的恢复情况，那么就需要进行白内障与视网膜复位术的联合手术。另外，如果白内障伴有渗出性视网膜脱离，则大多不能行白内障手术。因为渗出性视网膜脱离是由于眼内的炎症，眼内的寄生虫等病变，也可因全身疾病如恶性高血压、妊娠高血压综合征等血管病所致，白内障手术会加重疾病的发展，而且有些患者也不能耐受手术治疗，所以这类患者的白内障手术是得不偿失，只有等渗出性视网膜脱离稳定后才予考虑白内障手术。

白内障伴斜视时应如何治疗？

顾名思义，斜视就是在注视目标时眼位出现了偏斜，其中一眼注视目标，而另一眼偏离目标，视轴呈分离状态。由于双眼不能同时注视一个物体，因此，在大脑的视觉中枢形成的视觉只是单眼（注视眼）视觉，而另一眼（斜视眼）的视觉被抑制了。如果斜视出现在视觉发育的可塑期内（即12岁以内），斜视眼的视机能的发育就会被阻断，从而形成了弱视，这也是斜视对眼睛的最大危害。

斜视发生的原因多种多样，可分为先天性与后天性斜视，也可分为共同性与非共同性斜视。这些斜视对视功能的影响各异，治疗的方法也不同。所以，白内障伴有斜视时，不仅要看白内障的混浊程度，还要综合评估斜视的类型、度数、斜视眼的视力、视功能情况等，从而选择合理的治疗方法。

对于小儿斜视患者，视功能的发育尚未完全稳定，那么我们一定要采取积极的治疗方式，争取时间，尽可能促进患者双眼单视的形成。因此这类白内障伴斜视的患者，必须要先进行白内障手术，使视网膜有充足的光线刺激，这样有利于视功能的发育。然后，再从斜视的发病原因着手综合治疗斜视，包括矫正屈光不正，进行弱视的训练及正位训练，在经过戴眼镜治疗6～12个月之后，如果斜视度数恒定了，可以考虑手术治疗。

如果先天性斜视早期没有经过治疗，成年后视功能的发育很差，往往都有很严重的弱视。白内障治疗后视力也是不会提高，因此白内障手术的意义就不大了。这时的治疗重点就是进行美容性的斜视矫正手术。

对于后天性斜视患者，其发病多是由外伤、炎症、血管性疾病、肿瘤、代谢性疾病等引起。这些疾病造成单条或多条的眼外肌的麻痹，从而导致了眼位的偏斜。由于后天性斜视患者的视功能往往已经发育成熟，如果白内障伴有这种斜视，则不必急于进行白内障手术，而需要针对病因治疗斜视。而且也只有把斜视眼的眼位矫正好之后，作白内障手术才有真正的意义。因为，如果斜视没有矫正，白内障手术后，斜视眼的视力提高会进一步加重双眼的复视症状，最终不利于斜视眼位的恢复。另外，对于这类斜视的治疗包括积极的病因治疗、药物治疗、三棱镜矫正复视及手术治疗，而手术治疗必须在除病因或证明其不再复发才能考虑。

由上面的描述可以知道，在治疗伴有斜视的白内障患者时，对视功能的发育状况的评估是非常重要的，这主要牵涉到白内障手术时机选择及是否有价值。如果在视觉发育的可塑期内，就要积极的进行白内障治疗，如果视觉发育已经成熟，则需要先治疗斜视，然后再根据视功能状况决定是否需要白内障手术。

名医与您谈疾病丛书

预防保健篇

白内障患者会产生心理障碍吗？

白内障是眼科病症中致盲的主要疾病之一，该病可致视力长期障碍，最终失明，造成患者生活质量的下降，甚至可导致心理上的障碍，一旦复明，会使患者产生巨大的心理改变，如果超过应对能力，易产生心理障碍。常见心理障碍分以下几类。

（1）孤独心理　患者当家属不在身边时，独自留在生疏的环境，特别是双目仅光感的患者，忽感失去依靠，缺乏安全感这种心理，医护人员多会进行感情沟通，耐心解释病情，多关心解决患者生活及心理上的正常需求，并鼓励和指导家属及病友参与安慰和开导工作，帮助沟通病友间的感情，使其适应新环境，以稳定的情绪、愉快的心情配合治疗和护理。家属也可采取多抽出时间陪伴患者，协助医护人员解释病情，多聊家庭生活情况等方法，对于进一步解决孤独心理有不可替代的作用。

（2）恐惧心理　老年性白内障患者长期视力障碍加上求医心切。但在接受手术时往往又顾虑重重，担心治疗后是否重见光明。有些患者年老体弱，丧失劳动力，经济不能独立，怕增加儿女的负担，甚至怕不能接受手术打击。对此家属应多了解患者的心理顾虑，耐心地对他们进行解释，带其与病房中手术效果好的病友谈，同时做好术前检查。

（3）紧张心理　多数患者术前都很紧张。对此医务人员必会用热情的态度、和善的语言、良好的技术服务给予安慰和疏导。在进行护理技术操作时适量给予镇静剂。家属可配合医生做好心理护理。给患者一种亲切、温暖感，以减轻思想负担。从而使患者以最佳的心理状态接受治疗。

（4）兴奋心理　患者长期受视力障碍的影响。经手术治疗后视力提高，患者心情激动，控制不住情绪，高声谈笑。对此医务人员必须将手术后的注意事项交待清楚。使其对手术过程有所了解，配合护理和治疗，有利于术后恢复，防止并发症的发生。家属应在术后初期注意提醒患者不要过于激动、兴奋，剧烈活动等，以防止伤口愈合不良。

(5) 固执心理　由于身体固有的老化现象，加之患者各自不同的生活经历和不同的社会地位，因而老年患者的心理状态较为复杂，性情孤僻、固执。不相信现代科学且不听劝阻。对此医务人员必须大力宣传科普知识，对不同地位的患者做相应的心理护理。使其愉快接受配合护理与治疗。家属可配合医护人员解释治疗机制，加强患者对手术的信心，提高手术疗效。

白内障患者情绪低落或精神紧张对治疗有没有影响?

现代研究表明，20.4%患者对疾病知识掌握较好，71.5%患者对疾病知识掌握一般，8.1%患者掌握较差。这说明人们掌握白内障诊疗知识仍处于较低水平。究其原因是：一方面社会科普宣传力度不够，另一方面开展健康教育知识不够普及。从现有健康教育实施现状的调查可知，大多数患者对健康教育只达到“知”，还达不到“信”和“行”的状况。此外，由于本病患者年龄为60岁以上，受年龄、职业等方面的影响较大，对白内障疾病相关知识的理解有所欠缺。患者术前、术后对疾病相关知识认知同样较少。在临床上，越是对白内障不了解，越容易产心理问题。

那么，患者情绪低落或精神紧张对治疗有没有影响呢?

根据临床观察，轻度情绪低落或精神紧张完全不会对手术的效果造成影响，但是严重的焦虑会对治疗造成一定的不便。情绪低落是一种负性情绪，不利于人们的心身健康。以往研究发现，手术前患者的情绪低落远远大于正常人的数值，手术患者术前普遍存在着焦虑（图6-1)。严重的焦虑可使个体注意力高度分散，各种功能欠佳，不利于手术的进行。若过于精神紧张则可能近期血压、眼压突然升高，容易引起术后出血过多。因此家属最好密切观察患者是否存在心理障碍及其严重程度，并采取相应的对策，将情况反映给医生，以阻止患者心理问题的继续发展。

实际上，不论认知程度的高低，患者都存在心理问题。只是对治疗过程不了解的患者术前产生心理问题更加严重。我们知道，手术是一种创伤性治疗手段，无论其大小，均有一定的危险性。手术对任何人来说是一种强烈的应激源，从而在术前会产生较强的心理应激反应。患者性格、文化、年龄、经济情况、社会地位及生活方式的不同，故对治疗和生活需求及生理心理反应不同，因此他们对疾病知识、健康保健知识及日常生活信息需求及心理需求也不同。对此，医务人员都会根据患者的特点采用相应的健康教育方法，并引导患者培养稳定的情绪，通过健康教育来改善患者的心理状态及行为是促进术后疾病恢复最重要的内容之一。

一般手术前，医护人员都会解释治疗过程，安慰患者，术中尽可能分散患者注意力，防止手术过程中患者过于紧张引起血压升高等现象，术后也会定期查房，检查手术效果。家属可尽量在手术前后多陪伴患者，多照顾日常生活，解释发病机制，治疗过程中多提及其他康复状况良好的患者，转移患者对疾病、手术的注意力。对于家属来说，术后的护理最为重要，具体护理过程我们会在后面“老年性白内障术后如何护理康复?”等问题中提到。

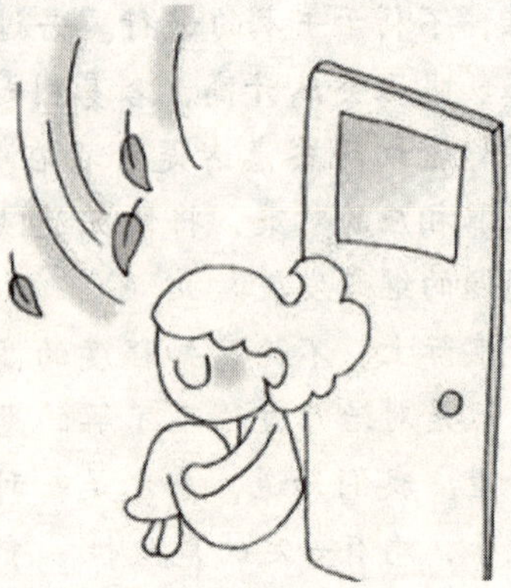

图 6-1　少数患者会出现严重焦虑

家中有人患白内障该怎么办?

白内障主要分4种:老年性白内障、先天性白内障、外伤性白内障和并发性白内障。其中,老年性白内障和先天性白内障最为常见。以下我们重点讲讲这2种白内障的护理。

最近100年间,科技进步,医疗水平提高,人们的寿命越来越长,老年性白内障也较以前常见,老年性白内障的发病率也在提高。发现白内障后,症状较轻者,应首先到医院请眼科医生做屈光学检查,佩戴合适的眼镜,在一段时间里可将视力提高到较理想的程度。点白内障眼药水,补充维生素、微量元素(如维生素C、维生素E、锌),服用明目的中药等也是缓解白内障发展的重要途径。

同时也可以使用药物来控制白内障的发展,白内障的药物治疗主要有两条途径:利用药物溶解白内障或利用药物控制白内障的发生和发展。近年来白内障药物防治研究已取得一些进展,例如醛糖还原酶抑制剂能阻断晶状体内葡萄糖、半乳糖转化为多元醇。

然而,部分患者由于全身代谢因素及外界环境的影响,白内障渐渐发展成熟,严重影响视力,即使戴眼镜也不能提高视力，此时应考虑手术治疗。手术前，家属应帮助患者做好以下6点准备：

（1）陪伴或提醒患者做术前检查。白内障手术前应做以下相关检查，检查分为两部分，即眼部检查和全身检查。眼部检查一般包括视力、视功能、眼压和泪道、角膜曲率、A超和B超，其中角膜曲率和A超检查是为了计算手术中要植入的人工晶体度数。全身检查一般包括血尿常规，心、肝、肾功能，血糖等化验以及血压、心电图等内科检查。

（2）保持良好心态，消除心理上的紧张情绪。有的人听说在眼睛上做手术，“眼水”会流出来，紧张得几天几夜睡不好觉，害怕将来眼睛看不见，这主要是对眼科手术缺乏了解，产生了惧怕心理。其实白内障是眼科常规手术，手术时间短，痛苦少，甚至手术后也没有什么特殊感觉。可请做过白内障手术治疗的患者讲解手术的体会，术前的紧张情绪也就自然消失了，也可以求助于医生。

（3）养成规律的食宿起居习惯，保证按时睡觉、起床及进食，不要吃过硬的食物，多吃些软食及易消化的食物，每日坚持吃水果，以补充必要的维生素，多吃蔬菜，补充微量元素。

（4）养成规律的排便习惯，争取每日排便1次，防止大便干燥，必要时可口服麻仁润肠丸，以保证术后顺利恢复。

（5）保持身体整体状态良好。手术的前1天要洗澡，术眼点抗生素眼药水，睡前口服安眠药，如地西泮（安定）、甲丙氨酯（眠尔通）等，以保证良好的休息，更好地配合医生完成手术。

（6）白内障是复明手术，多数效果很好，手术后重见光明，有些人重返工作岗位。但由于人与人之间的个体差异，手术后视力的好坏由许多因素决定，眼底的好坏十分关键，白内障手术很成功，但眼底不好，视力恢复就不理想。有时白内障也会出现一些并发症，所以作为患者家属要充分了解术中及术后的并发症及可能出现的异常情况，配合医生治疗。在术前，患者还要注意休息，戒烟，戒酒，有全身疾病的患者要在内科医生的指导下，将血压、血糖、心脑血管指标等调整到最佳状况。术前常规点抗生素眼药水。白内障手术患者术前可以正常饮食，但不要吃得过饱。

如果孩子被诊断为先天性白内障，家长该怎么做呢？

先天性白内障往往从小就对孩子的身心发育造成影响，白内障患儿由于视功能不好一定程度上影响了孩子的活动及智力发育，有的合并全身其他器官畸形者，生活自理能力更差，往往需要家长付出更多的精力照顾（图6－2）。我们通常建议家长在以下几个方面加以注意：

（1）对于生活细节，家长多多留心。由于孩子自幼视力差，视功能发育不完善，因此，生活自理及自制能力相对较弱，对一些精细的东西及小的玩具看不清楚，玩起来也显得笨手笨脚，动作迟缓，对一些条件反射也比较迟钝，不灵活。家长要深知孩子是由于视功能低下带来的这些问题，不但要从生活上给予特殊照顾，还要耐心、细致地引导，从简单到复杂慢慢锻炼，提高其生活能力，买一些大的颜色鲜艳的玩具有意识地刺激孩子的视功能发育。尽量不让孩子觉得他们与其他孩子不同。

（2）理解孩子在学习上的困难，耐心帮助孩子提高学习成绩。有的家长，尤其是年轻的父母，“望子成龙”、“望女成凤”心切，整天把孩子关在家里学习，认为眼睛有缺陷，更应“笨鸟先飞”，不给孩子一点玩耍时间。其实这种做法往往会适得其反，孩子的成绩不但不会提高，反而会渐渐下降。正确的做法是：家长应帮助孩子安排好学习和玩耍的时间，合理安排休息，多方面、多渠道地激发其学习兴趣。自幼视力较差的孩子，听力和记忆力往往较佳，家长应抓住这个特点耐心诱导，刺激其智力发育，在学习用具及家庭学习环境方面，应尽可能满足其要求，提高学习的能力。多鼓励孩子，激发其学习兴趣。

（3）鼓励孩子积极参与集体活动及社会活动。白内障患儿由于视力较差，一定程度上限制了其活动能力。有的孩子不愿和别人交谈、玩耍，不愿参加集体活动，长期以往养成了一种孤僻、内向甚至古怪的性格。家长要主动带领其参加一些有意义的集体活动（游泳、参观）等，在客人面前不要说孩子视力不好，或做过什么手术。要大胆、放手地让其做一些力所能及的事情，做错了或做坏了要耐心诱导，不要粗暴训斥，以免损伤孩子的自尊心。患有白内障的孩子心理会更加脆弱，多鼓励有助于提高孩子的自信心。

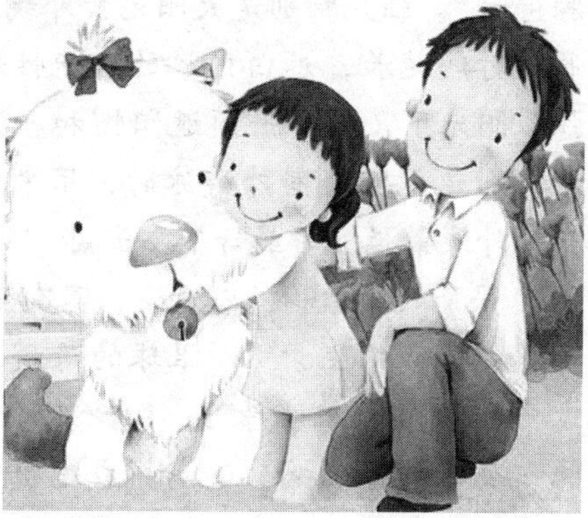

图6－2　患有白内障的孩子需要更多关爱

老年性白内障能预防吗？

白内障是中老年人常见眼科疾病之一，也是年长者常见的困扰。同时，由于目前大多数人使用眼的时间较过去都长，许多人都会碰上白内障问题。白内障的成因，除了遗传和生活方式等因素外，其他因素还不是非常明确，不过研究表明，有些因素是增加白内障发生的危险因素，其中包括：缺水、紫外线照射、大量吸烟、饮酒、吃刺激性食物、营养不良、外伤等。白内障可引起视力严重减退，影响日常工作、生活和学习。因此预防白内障，特别是老年性、外伤性及先天性白内障尤为重要。所以做好白内障预防工作非常重要（图6－3)。

(1) 注意补充水分，养成每天喝水的好习惯。眼内的晶状体也是个活体结构，在进行着不断的代谢，水分在其代谢和保持透明过程中起着重要作用。老年人体内缺水，是导致晶状体变混浊的原因之一。因此，让自己养成多饮水的习惯，白开水、茶水都喝；最好买一个榨汁机，自己制造鲜果汁，既补充了水分，又补充了维生素。特别注意防止腹泻、呕吐、大量出汗，那会造成脱水，对晶状体不利。

(2) 不要让强光、紫外线伤害眼睛。常言道“惹不起，躲得起”。强光特别是太阳光紫外线对晶状体损害较重，照射时间越长，患白内障的可能性越大。为避免暴露在强烈阳光下，需要一顶遮阳帽和一只深色墨镜，外出时，特别是旅游、室外游泳时，用来遮蔽紫外线。夏季中午紫外线最强烈时最好不要出门。

(3) 平衡饮食结构，以清淡、富有营养的食品为宜，多补充蛋白质和维生素A。眼球的角膜、晶状体和视网膜都需要蛋白质和维生素A，缺乏时会引起角膜病变、白内障、夜盲症等眼病。逐渐养成吃瘦肉、鱼类、蛋类的习惯，更要多吃乳类和大豆制品；因为这其中的蛋白质丰富而质优；还要常吃点鸡肝、羊肝、猪肝、胡萝卜、蒜苔、香菜、油菜、菠菜等和食物油，因为维生素A要溶解在脂肪内才能吸收。

(4) 多吃含有维生素C的食物。人眼中维生素C的含量比血液中高出30倍。随着年龄增长，维生素C含量明显下降，晶状体营养不良，久而久之引起晶状体变性，维生素C还能减弱光线的氧化作用对晶状体的损害，具有防止老年性白内障形成的作用。榨汁机可以帮你的忙，各种水果，经它一搅，就成了维生素C丰富、味道鲜美的原汁饮料，既补水又补维生素，必要时还可以补充维生素C营养剂。

(5) 含有B族维生素的食物也可以预防白内障 。B族维生素是参与包括视神经在内的神经细胞代谢的重要物质，并有保护眼睑、结膜、球结膜和角膜的作用。缺乏或不足时，易使眼睛干涩、球结膜充血、眼睑发炎、畏光、视物模糊、视力疲劳，甚至发生视神经炎症。含维生素B类丰富的食物有花生、豆类、小米、动物内脏、肉类、蛋类、鱼类、米糠、豌豆等，番茄、橘子、香蕉、葡萄、梨、核桃、栗子、猕猴桃等水果中B族维生素含量也很高，另外，还可多吃燕麦、玉米等粗粮。

(6) 补充微量元素 。微量元素在人体内含量虽然不到体重的万分之一，但新陈代谢没有它们就无法进行，其中有4种微量元素对眼睛的影响重大。缺锌影响维生素A的运转，引起视网膜视紫质合成障碍，暗适应减弱，锌还能增加视觉神经的敏感度，锌摄入不足时，锥状细胞的视色素合成就会出现障碍，从而影响辨色功能，食物中牡蛎含锌量最高，肝、奶酪、花生等也是锌的丰富来源。镉不足时，影响胰岛素调节功能，会使血糖升高，造成眼球晶状体房水渗透压上升，屈光度改变。镉含量高的食物有牛肉、粗面粉、蘑菇、葡萄等。硒参与眼球肌肉、瞳孔的活动，是维持视力的一种重要元素。含硒较多的食物有鱼、家禽、大白菜、萝卜、蒜苗等。钼是眼睛虹膜的重要营养成分，在大豆、扁豆、萝卜缨中含钼较高。钼不足时，影响胰岛素调节功能，会使血糖升高，造成眼球晶状体房水渗透压上升，屈光度增加而导致近视。含钼丰富的食物有糙米、牛肉、蘑菇、葡萄和蔬菜等。钙和磷缺乏易发生视神经疲劳、注意力分散，引起和加重各种眼科疾病。含钙和磷丰富的食物有排骨、肉、乳品、豆类、新鲜蔬菜和鱼、虾、蟹等。

(7) 少量的服用阿司匹林可能对老年性白内障有帮助。老年性白内障患者体内氨基酸水平往往升高，其中色氨酸是惟一能与血浆蛋白结合的氨基酸。色氨酸及其代谢产物与晶状体蛋白结合变为棕黄色物质在晶状体内沉积，形成白内障。而阿司匹林与色氨酸竞争，与晶状体蛋白结合，从而使晶状体内色氨酸水平下降。服用阿司匹林应在专科医生的指导下，每天在100mg以内，既不要引起胃肠症状，又可达到防治白内障和血黏稠一箭双雕的目的。

(8) 注意眼睛的防护，防止机械性、放射线对眼睛的损伤。家长及老师要经常教育儿童不要用锐器打闹，不要玩危险玩具，不要拿刀、树枝互相打闹，节日不要燃放烟花爆竹，防止发生意外。改善生产设备、加强防护措施是预防眼外伤重要的因素。严格遵守操作规程，工作时需加强自身保护意识，戴上保护面罩或防护眼镜，避免机械性及放射性损伤发生。

(9) 用眼应以不觉疲倦为度，并注意正确的用眼姿势，距离正确，光源是否充足等。每用眼1小时左右，让眼睛放松一下，如闭眼养神、走动、望天空或远方等，使眼睛得到休息。尽量不要长时间在昏暗环境中工作。

(10) 坚持定期按摩眼部。可做眼保健操进行眼部穴位按摩，如按摩睛明、横竹、瞳子骨、太阳、医风等穴位。通过按摩，可加速眼部血液循环，增加房水中的免疫因子，提高眼球自身免疫力，从而延缓晶状体混浊的发展。

(11) 保持心情舒畅。要避免过度情绪激动，保持心情舒畅，保证全身气血流通顺畅，提高机体抗病能力。

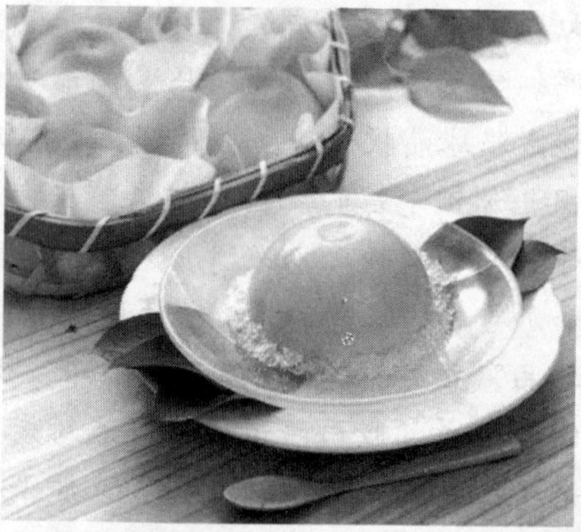

图6-3　预防白内障要从日常生活做起

糖尿病患者该如何预防白内障？

糖尿病是极容易发生并发症的疾病，往往其并发症会比糖尿病本身带给患者更大困扰。同时，它也是导致白内障的危险因素之一（图6－4）。白内障也是糖尿病患者视力损害的最常见原因，其次是眼底黄斑病变。动物实验已经证实，高血糖在体内和体外试验中均可导致白内障。糖尿病性白内障可分为两类：一是真性糖尿病性白内障。主要由晶状体的渗透性水分过多所致，临床比较少见。多发生于青少年严重糖尿病患者。二是糖尿病患者伴发的老年性白内障。一般认为老年性白内障在糖尿病患者中比非糖尿病患者发病率高，发生的年龄也较早，且白内障成熟较快。糖尿病性白内障的治疗有两种方法：一是控制好糖尿病。很好地控制糖尿病具有预防白内障发生或发展的作用，而持续高血糖可加速白内障的进展。二是手术治疗。糖尿病患者的白内障一旦成熟，手术疗法是最终选择。但术前必须使糖尿病得到满意的控制，并使体内存在的感染病灶及高血压得到适当的治疗。

糖尿病并发的白内障可以预防吗？答案是肯定的。糖尿病并发白内障，主要是由于体内胰岛素缺乏或者体内某些酶（如半乳糖激酶）的活性降低，血糖浓度增高，导致眼内房水的渗透压增高，晶状体纤维肿胀，进而断裂、崩解，最终晶状体完全混浊。目前对糖尿病性白内障，尤其是先天性半乳糖激酶缺乏所致的白内障，它的发生机理比较清楚，如早期发现，治疗较有效。在早期半乳糖性白内障中，可使用醛糖还原酶的抑制剂，以中断半乳糖性白内障的病情进一步发展，在一定程度上还有使病情逆转的作用，即混浊的晶状体可能变得清晰透明起来。目前正在研究醛糖还原酶抑制剂，只是效果还未达到理想的水平。不过已患糖尿病的人，只要按医生的嘱咐进行正规、系统的治疗，把血糖浓度控制在正常范围内，使发生白内障和其他眼底病的机会减少，如果出现白内障，只要糖尿病控制得好，治疗是有希望的，临床有很多这样的患者在血糖得到控制后，手术进行的非常成功。

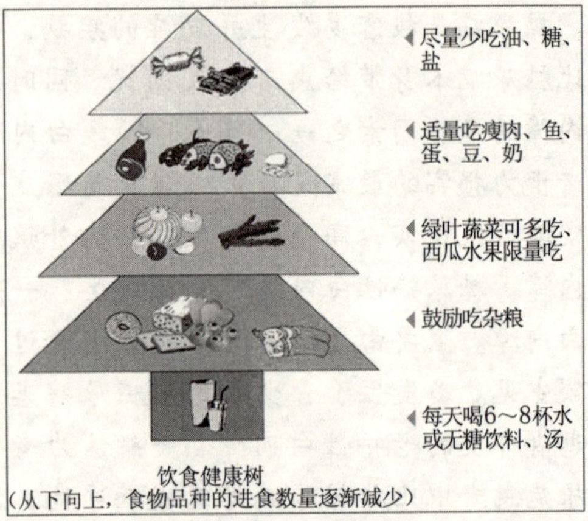

图 6－4　预防白内障时勿忘积极控制糖尿病

怎样预防先天性白内障?

大家都知道白内障是一种老年人易患的致盲性眼病，经过手术治疗，视力得到改善，效果比较满意。如果白内障发生在孩子身上呢？怎样发现并治疗？更重要的是如何有效预防，让孩子看到一个清晰的大千世界（图 6－5）。

先天性白内障是指出生前后即存在或出生后 1 年内逐渐形成的晶状体部分或全部混浊。它是严重影响婴幼儿视力发育的常见眼病，是在胚胎发育过程中，晶状体生长发育发生障碍的结果。先天性白内障在新生儿中的患病率为 0.4%，有文献报道婴幼儿盲目中 22% ~30% 与先天性白内障相关。因此预防先天性白内障，提倡优生优育是非常重要的事。

（1）从妊娠期开始认真预防白内障。某些类型先天性白内障可能对患儿的视力造成重大影响，所以预防先天性白内障的发生非常重要。家族遗传性对白内障的发生有着非常大的影响。现代科学研究表明，先天性白内障中30% ~50%具有遗传性。其中常染色体显性遗传最为常见，约占73%；常染色体隐性遗传的白内障较为少见，多与近亲婚配有关，近亲婚配后代的先天性白内障发病率要比随机婚配后代的发病率高10倍以上。其次，环境因素的影响是引起先天性白内障的另一重要原因，约占先天性白内障的30%。主要是指母体或胎儿的全身病变对晶状体所造成的损害，如母亲在妊娠前3个月内患病毒性感染（如风疹、疱疹、麻疹、水痘、腮腺炎）、甲状腺机能不足、营养不良、维生素缺乏等均可致先天性白内障。胎儿最后3个月的发育障碍也是先天性白内障的另一个常见原因。妊娠期营养不良，盆腔受放射线照射，服用某些药物（如大剂量四环素、激素、水杨酸制剂等），妊娠期患系统性疾病（严重心脏病、肾病、糖尿病、贫血、甲亢等）以及维生素D缺乏等，均可造成胎儿的晶状体混浊。另外，约有1/3先天性白内障原因不明，即特发性白内障，多为散发病例。因此要加强妊娠期保健。母亲怀孕期间，尤其是前6个月内，杜绝不良生活习惯，如吸烟及被动吸烟、饮酒等；避免过度劳累，保持充足睡眠，预防感冒和其他传染病发生，减少病毒感染的机会；尽可能避免用药；怀孕期间应注意加强营养，补充维生素和钙剂。一旦有不适现象要及时到医院检查，合理安排治疗，以免耽误孩子的病情。

(2) 注意观察孩子日常活动有无异常，发现白内障及时治疗。先天性白内障绝大部分不影响视力，也无任何感觉，故不需特殊处理。但一些严重的先天性白内障患儿，如全白内障、绕核性白内障，对视力影响较大，需尽早发现并及时行白内障摘除手术，以免影响幼儿视功能的发育，导致弱视及眼球震颤。先天性白内障如果影响视力，发现得越早，治疗效果越好，因为早期摘除白内障可以使患儿的视网膜在早期受到光、图像的刺激，有利于正常发育；否则，因为长期接受不到图形刺激，极易影响视网膜功能发育，造成弱视。一旦错过最佳时期，即使摘除了白内障，视力也不会提高。但是由于婴幼儿不会诉说，所以难以早期发现，这就需要家长的耐心和观察能力。随着孩子的成长，正常的眼睛会随人、物的移动而动；如果完全没有视力，小儿的眼睛则呈凝视状态；若还有残余视力，小儿眼睛则表现为有时能追随目标，有时则不能。如果发现小儿不能注视；眼睛不能随着光线游走；抓不到眼前物品；甚至瞳仁发白，应尽早到医院眼科检查是否患有先天性白内障。对伴有眼部其他畸形（如先天性小眼球、小角膜及虹膜、脉络膜缺损和眼球震颤等）或智力发育不良者，一经发现眼睛有问题，要及时到眼科诊治。

随着医疗科技的发展，出生数月的婴儿白内障手术技术也已成熟。小儿白内障已经不再是治疗难题，只要充分做好准备，精心操作，就可以让孩子恢复较好视力。另外，一些先天性白内障患儿受当地医疗水平所限，错过了手术时机，甚至有些医生告知家长要等孩子长大后再手术。如此，即使以后手术成功也因弱视不能恢复视力，将影响孩子一生。所以，一旦发现孩子有白内障，最好是尽早治疗，尽早手术。

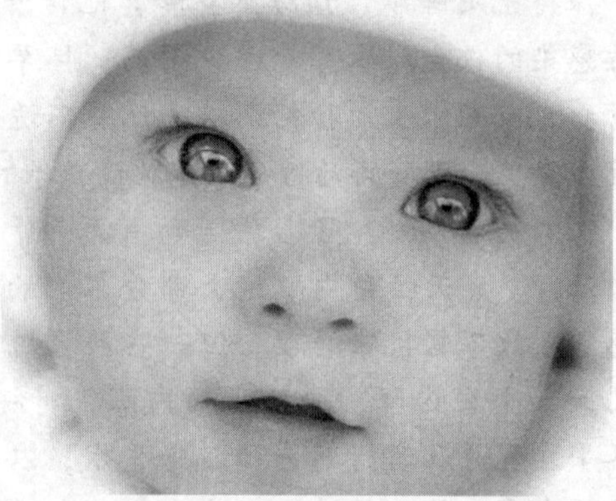

图6-5　从妊娠开始给孩子一双明亮的眼睛

怎样预防外伤性白内障?

要教育幼儿不要接触剪刀、竹签等锋利尖锐的危险物品，在相互打闹、玩耍时要注意安全，不要伤及眼球，大人要加强对小孩的监护，避免外伤。成人在工作中注意安全防护，佩戴防护眼镜，防止异物飞入眼球，减少工作中的射线对眼睛的辐射，如有外伤及时到眼科诊治，以免延误病情。

白内障患者日常生活中有哪些注意事项?

多数慢性疾病与患者的生活环境、习惯、家庭、情绪以及职业等因素有着千丝万缕的联系，这些因素对疾病的发生、发展和转化都有影响，所以生活方面的调养对慢性病患者很有意义。老年性白内障作为一种老年人常见的慢性疾病，同样需要生活方面的调养。

一般认为，白内障患者在生活上应注意以下几个方面：

(1) 起居要规律，注意劳逸结合，锻炼身体，尤其不要过度劳累。

(2) 饮食结构平衡，多喝水，多吃水果、蔬菜。

(3) 适当控制读写和看电视时间。阅读、写字和看电视时间应控制在1小时之内，每隔1小时应休息10～15分钟，或做眼保健操，也可以到户外活动几分钟。

(4) 保证睡眠充足，有失眠症或神经衰弱者应用镇静安眠药或中成药调理（图6－6）。

(5) 心胸要开阔，遇到不顺心的事或烦恼的家庭琐事要注意控制情绪，正确对待，保持愉快的心情。

(6) 有屈光改变者，应到医院检查，配戴合适的眼镜。

(7) 定期到医院行裂隙灯显微镜检查，观察白内障发展情况。若出现眼睛疼痛、发红、看灯光有彩色光环等症状，应及时到医院检查治疗。

(8) 在医生指导下，按时点用治疗白内障的眼药或服用口服药，待时机成熟时可行手术治疗。

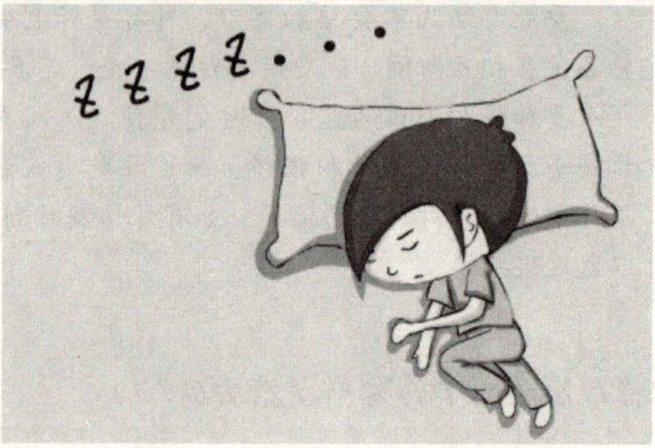

图 6-6 白内障患者要保证睡眠充足

先天性白内障术后如何护理康复?

孩子白内障手术出院后只是外科治疗的结束，并不意味机体完全康复，因此，出院后应注意以下问题，做好家庭护理。

目前，由于显微手术的开展，缝针技术的改进，超声乳化的应用，白内障术后伤口对合得比较严密，并发症已大大减少。但因小儿生性好动，术后打针换药不予配合，故术后仍应重视护理，以免产生并发症。

术后，应让孩子尽可能多卧床休息，保持孩子情绪稳定，避免哭闹，多休息。避免头部过多地活动，避免剧烈地奔跑、蹦跳，避免孩子奔走时撞伤眼睛，或用手用力地揉搓眼睛（图 6-7）。术后应给予较柔软的食物，如有咳嗽、便秘者，应给予药物缓解。每天要按照医生的要求观察孩子的眼睛，按照要求用药，注意有无眼睑的红肿，分泌物的多少等。术后应用眼罩，保护眼球以避免撞伤等。1 周内最好不要看书、看电视，1 周后随着伤口愈合逐渐恢复正常。

同时也要注意饮食卫生，孩子出院后要注意补充营养，一般没什么特殊禁忌，但应食用营养高、易消化的食品，如瘦肉、鱼、鸡蛋、水果和各种蔬菜等，并给予易消化的软食，如馄饨、面条、稀饭等。饮食要新鲜，符合卫生学要求，以防腹泻。小儿要控制零食、饮料，不要食用不清洁、过期或含色素及添加剂较多的零食。术后注意患儿的体温，若体温增高，应及时查明原因。出院后按照医生要求定期到医院复查，一般手术后1周、1个月及3个月应到医院进行复查。

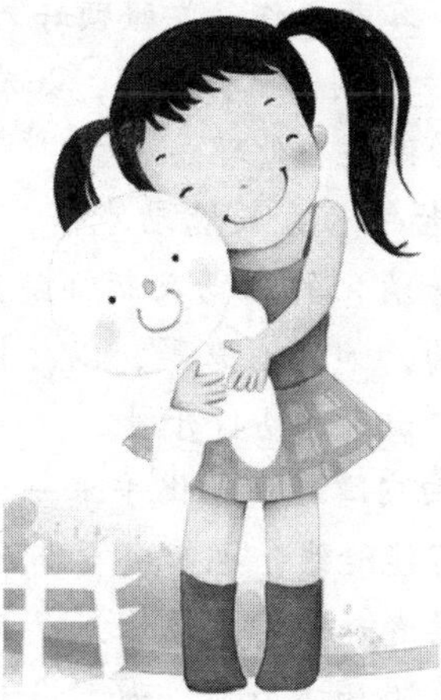

图6－7　注意白内障手术后不要让孩子做剧烈运动

老年性白内障术后如何护理康复？

白内障是老年人致盲的主要眼病之一。当晶状体混浊影响工作或生活时，则需手术治疗，患者最好住院治疗，若条件不允许，术后回家休养，一定要做好家庭护理。

（1）手术后当天，手术眼要包盖，目的是使眼球减少转动，使眼睛得到充分的休息。术后，除吃饭、上厕所外，一般都要卧床静养，特别要注意别磕碰术眼，以免造成前房出血，眼压升高等合并症。

（2）术后第2天，可去掉手术眼纱布，患者虽能生活自理，但仍以卧床休息为主。有的患者感到术眼异物感、流泪等，均属正常现象。如眼睛疼痛明显，合并头痛、恶心等症状，要及时到医院就诊。

(3) 要按照医生要求，按时点抗生素眼药水，点眼药水时要把手洗干净，眼药瓶尖不要接触眼睛，每次1滴即可。

(4) 白内障手术后2周内不要让脏水或肥皂水进入眼内，1月内不要对手术眼施加压力（揉眼）。

(5) 老年人白内障手术以后要预防外伤。年龄大，行动不便，容易碰伤，要照顾好老人的生活起居。

(6) 注意测体温、脉搏，如有发热且超过38℃者应查明原因并做适当处理。

(7) 老年人胃肠蠕动减慢，容易引起便秘，因此，术后需吃易消化的食物及新鲜蔬菜、水果。术前、术后可用缓泻药，如开塞露等，以防排便时用力过猛，使眼睛局部伤口出血和伤口开裂。

(8) 白内障超声乳化手术一般不缝线，个别白内障手术患者可能缝线，也不需要拆除。需要拆除缝线的白内障手术患者一般要到手术后7天拆线，拆线后局部应给予抗生素眼药水点眼，每日3次，以预防感染。年龄大，点药时要注意卫生，将手洗干净，最好让家人帮助点眼。

(9) 白内障手术后3个月内视力不稳定，有波动。一般3个月后，可到眼科进行验光配自己需要看远或看近的眼镜。

(10) 白内障手术后极少数患者在半年以后视力下降，又长了白内障，这叫后发性白内障，只要做YAG激光治疗就能恢复。

除此之外，患者还应保持心情开朗（图6－8），正确对待日常生活中的各种刺激，保证睡眠，预防感冒、咳嗽，咳嗽厉害时，要服镇咳药，以免影响伤口的正常愈合。

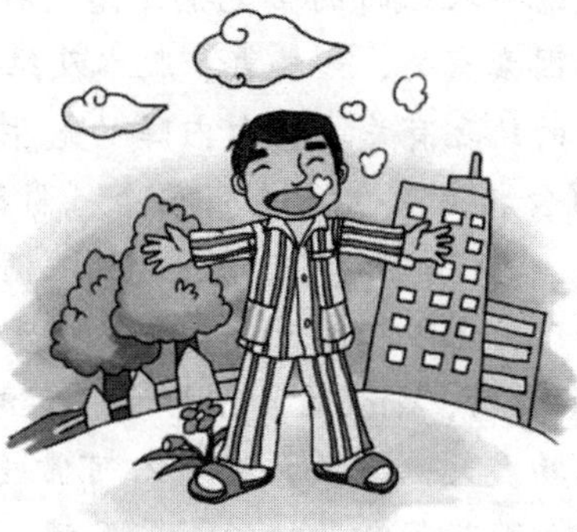

图 6－8　白内障患者应保持心情开朗

哪些是白内障患者的良好生活习惯?

俗话说，眼睛是心灵的窗户，通过眼睛人们可以看到五彩缤纷的世界，获取外界信息。但在生活中，有很多人因为人为或疾病原因患上严重的眼科疾病，视力受到影响。这其中，老年人是最大的群体，据悉在我国1200万视力残疾人当中，约有800万是老年人。步入45岁以后，人体部分功能逐步退化。由于晶状体老化失去弹性，调适能力降低，导致看近物时模糊，老年人中的白内障、青光眼发病率增加。随着近年来糖尿病发病率的不断上升，病程在20年以上的患者，有70%可出现视网膜病变，这些老年性眼病危害着老年人的健康。据统计，60～80岁白内障发病率近80%，而90岁以上老人白内障发病率则高达90%以上，失明率亦随年龄增加而上升。

多数慢性疾病与患者的生活环境、习惯、家庭、情绪以及职业等因素有着千丝万缕的联系，这些因素对疾病的发生、发展和转化都有影响，所以生活方面的调养对慢性病患者很有意义。老年性白内障作为一种老年人常见的慢性疾病，同样需要生活方面的调养。

对于已经患上白内障的老年人，饮食调节很重要，白内障是老年人眼睛的常见病，患这种眼病与影响晶状体代谢的因素有关，如缺氧、脱水及维生素C、氨基酸、锌、硒等的缺乏有关。患白内障的老年人应多食富含上述物质的食物，注意多吃胡萝卜、葡萄、柠檬、香蕉、苹果、杏、西红柿和鱼眼，忌食烟、酒和辛辣、油腻的食物。为了防止眼压的升高，应多吃富含维生素E和维生素B_1的食物，如蛋黄、植物油、黄豆、瘦猪肉等，少吃油腻食物。天热时节，老年人可常吃些“清热明目”的饮食，如菊花茶、竹叶汤、苦瓜汤、生拌苦瓜等，以防止眼组织感染。

近年来越来越多的早期患者希望求助于中医治疗，而在多年的临床探索过程中，中医确能起到稳定病情、延缓白内障进程的作用。如肝肾阴虚者可服用杞菊地黄丸，有补益肝肾，益精明目作用；脾虚气弱者服用补中益气丸，能补脾益气明目；而阴虚阳亢者则可服用石斛夜光丸，以滋阴明目，平肝熄风。上述的丸药口服，每次10g，每日2次，饭后2小时温开水送服，3个月为1个疗程，停药1个月再继续下一疗程。同时还可配珍珠明目滴眼液滴眼，每次1~2滴，每日6~8次。3个月为1个疗程，停药1个月再继续下一疗程。除了内服药物和滴眼液，针刺疗法也适合于早期患者，常用的穴位有睛明、球后、攒竹、鱼腰、合谷、足三里、三阴交。每日或隔日治疗1次，每次选2~3个穴位，以10次为1个疗程。

老年人眼组织抗病力差，炎热季节容易发生细菌和病毒感染，及时防治眼部感染，如不及时治疗，会造成视力骤减。初期炎症表现为眼睛发胀、轻微痒痛等不被人注意症状。医生建议可采用广谱抗生素水溶液点眼，要停止用眼，多作闭目休息等，若无明显改善，应及时请眼科专家诊治。不要用手指揉眼，这样易损伤眼睛，加重炎症。

注意光线适宜，光线太强会刺激视觉，造成瞳孔持续收缩，容易疲劳；光线太弱，瞳孔则会持续放大，也易疲劳。夏天太阳直射，紫外线较强烈易损伤视力，因此要防止太阳直射，出门尽量保护好自己的眼睛，以免眼睛受到侵害。

如何应对日光照射对白内障发病的影响？

夏日炎炎，强光刺眼，经常外出尤其是户外工作的人，特别要注意保护自己的眼睛，否则等到年纪大了眼睛出现了白内障，则悔之晚矣。医学研究已经证实，强烈的阳光和紫外线照射是发生白内障的重要危险因素，年龄越大，发生白内障的危险性也越大。到了夏季，除了选择合适的太阳镜保护眼睛外，在饮食上也应该有所调整。

现在，大家已经比较了解紫外线对皮肤的损伤，很多人平时也选择防晒霜来减少这种伤害。但很少有人知道紫外线对我们眼睛造成的伤害也不小。世界卫生组织估计，每年约有1600万人因白内障而失明，其中约20%与过度暴晒在太阳下，长期与阳光接触有关。

人的眼睛接触到紫外线时，首先会被眼球表面的角膜吸收一部分，然后晶状体吸收一大部分，但仍有1%的残留到眼底的视网膜上。当人们长时间接触强烈日光照射时，眼睛就会产生异物感，而且角膜会充血发炎，久而久之，就会发生晶状体混浊，导致视力下降，甚至导致白内障和失明。

紫外线的主要来源是太阳光，其次是电视电脑，随着近年来环境污染不断破坏臭氧层，紫外线越来越强烈，所以紫外线对眼睛的损伤要引起足够的重视。而且因为这种损伤是长期的、日积月累的，所以长期的预防和保护眼睛就更为重要。

要预防紫外线的损伤，最好就是避免紫外线的直接照射，归纳成以下几个小细节：

(1) 每天十点到十四点之间是太阳光最强烈的时候，这个时候最好减少外出。

(2) 如果长期从事户外工作者，应戴太阳镜，或者戴帽子，打遮阳伞。

(3) 一些需要接触紫外线的特殊工作如电焊，需佩戴防护面罩或眼镜。

(4) 常吃“清热明目”饮食，如菊花茶、枸杞子、竹叶汤、苦瓜汤。

(5) 少吃辛辣、油腻食物。

(6) 少喝酒，最好不要吸烟，因为吸烟产生的氧自由基会破坏晶状体，易引发和加重白内障。

(7) 虽然夏天出汗较多，但补盐要适量，不能过多。因摄入含盐量过高的食物会增加患白内障的几率。

(8) 足量饮水同样关键，夏天气温高，出汗多，人体很容易缺水。眼睛内的晶状体为活体结构，进行着不断地代谢，水在其代谢和保持透明过程中起着重要作用。如果体内缺水，可引起眼晶状体蛋白质变性，最终造成晶状体混浊而致白内障。喝水最好是白开水，也可以喝茶水。有研究表明，适量饮茶对晶状体具有一定的保护作用。

(9) 秋季的温度虽然不如夏季那么高了，但紫外线照射依然非常强烈，所以秋季防紫外线依然要重视。

如何应对吸烟、饮酒对白内障发病的影响?

在临床上，我们称晶状体混浊的疾病为白内障。晶状体本身透明，无血管，它通过晶状体囊膜吸收房水中的营养物质并排除新陈代谢产物，如果房水成分或晶状体囊膜的渗透性发生变化，或某些因素影响到它的新陈代谢过程，都可以引起晶状体蛋白质变性，纤维间出现水隙、空泡、细胞上皮增生等改变，透明晶状体变为混浊即形成白内障。

人们知道长期吸烟可导致肺癌，却很少有人知道吸烟也会导致白内障。有研究表明长期吸烟者白内障的发生率明显高于不吸烟者，吸烟斗者更为明显。

根据国外对1029名志愿者的调查，对于每天吸烟15～24支以上的中度吸烟者，吸烟与核性白内障有统计学相关。与不吸烟者相比，每天吸烟14支以下的轻度吸烟者晶状体核性混浊的相对危险性为2.5，中度或过去重度吸烟者晶状体核性混浊的相对危险性为2.7，重度吸烟者晶状体核性混浊的相对危险性为3.0。

研究结果表明，早期晶状体混浊与吸烟量有内在的联系，中、重度吸烟者发生晶状体混浊的危险性逐步增加。大量吸烟的中年者，发生早期晶状体混浊的危险性比不吸烟者大于2倍。这些都说明吸烟是白内障发生的危险因素。

饮酒会加速氧化作用，近年来的许多研究都是提示眼组织内活性氧、氧自由基的增加，抗氧化防御系统削弱，可能成为白内障的主要原因之一。

现已得知当体内氧被还原时获得电子数不同而形成多种不同的产物，这些产物如超氧化阴离子、羟自由基、过氧化氢等具有较强的氧化活性，这些活性氧可使晶状体蛋白损伤而导致晶状体混浊。

所以，白内障患者应尽量避免饮酒，如果饮酒，也最好是少量红酒，因为红酒中含有抗氧化物质，可对抗乙醇（酒精）对眼镜的伤害，同时可以饮茶、多吃水果、补充维生素，如能完全避免则更佳。

加拿大科学家发现，多饮茶可以防止白内障。他们认为，白内障是由于人体内氧化反应产生的自由基作用于眼球的晶状体所致，而茶叶中的茶多酚分解产生的具有抗氧化作用的代谢物，可以阻止人体内产生自由基的氧化反应的发生。

另外，白内障的发病率与人体血浆中胡萝卜素含量高低及浓度大小关系密切。凡是白内障患者，其血浆中胡萝卜素浓度往往很低，且发病率比正常人高3～4倍。茶叶中含有比一般蔬菜和水果都高得多的胡萝卜素。胡萝卜素不仅有防止白内障、保护眼睛的作用，同时还有防癌抗癌、抗尼古丁、解烟毒的作用。吸烟者饮茶、多吃水果对保护视力是有好处的。

如何应对营养不良对白内障发病的影响？

在一项群体研究中，法国科研人员研究了蛋白质营养标志物（血浆白蛋白和甲状腺转运蛋白）与60~95岁人群患白内障之间的相关性。结果发现血浆白蛋白浓度和甲状腺转运蛋白浓度最低的患者白内障发病率几乎升高50%。白蛋白水平低与混合性白内障之间的相关性最强，甲状腺转运蛋白降低与混合性白内障之间也有明显相关性。白内障与甲状腺转运蛋白水平低有关。其他类型白内障与蛋白质缺乏之间没有明显相关性。此外，白蛋白和甲状腺转运蛋白都降低的患者白内障发病危险性没有增加。研究者提出蛋白质摄入低可能会引发特异性氨基酸缺乏，而特异性氨基酸是维持晶状体健康所必需的，蛋白质营养不良可能会诱发白内障。

随着我国人口步入老龄化，老年人总数及比例持续上升。作为老年常见病之一的白内障也日益威胁老年人的健康。据统计60岁以上老人，患病率呈直线上升，80岁以上老人几乎都患有不同程度的白内障。

近年来许多研究工作者通过大量实验室研究认为白内障可能是许多因素的综合结果，晶状体氧化损伤是其形成的最初因素。晶状体本身有着一定的防御氧化损伤的功能，如晶状体中存在一些清除剂及其他一些有机物，可以清除某些特殊反应的中间产物，使晶状体免受损害；其中主要有维生素C、维生素E、β胡萝卜素、谷胱甘肽、维生素B_1、维生素B_2、泛酸等。此外，还有各种微量元素和矿物质亦参与晶状体蛋白质的代谢。一旦这些维生素及有关成分缺乏，代谢紊乱，氧化蛋白质成分增加，晶状体逐渐混浊形成白内障。

总之，维生素及一些微量元素对防治白内障的形成与发展有相当重要的作用，发现营养不良后，要注意以下4点：

（1）饮食有规律　有的人在饮食上不能控制自己，遇到好吃的就猛吃一顿，不合口味的就饿一顿，这样就易造成胃的蠕动功能紊乱，进而使胃壁内的神经丛功能亢进，促进胃液的分泌，久而久之就会出现胃炎或胃溃疡。因此，饮食应该定时定量，千万不要暴饮暴食。本身消化功能不良的人应尽量做到定时进餐，每日可定时进食5~6次，进食量少，能减轻胃的负担，避免胃部过度扩张；进餐次数多，可使胃中经常存有少量食物，以中和胃内过多的胃酸。病情严重的人最好食用营养丰富、又易于消化的松软食品，如面条、米粥、牛奶等，如果有条件，还可多吃点蜂蜜，因为蜂蜜有抑制胃酸分泌、促进溃疡愈合的功能。

(2) 注意饮食卫生　吃饭时一定要细嚼慢咽，使食物在口腔内得到充分的磨切，并与唾液混合，这样可以减轻胃的负担，使食物更易于消化。此外，应尽量少吃刺激性食品，更不能饮酒和吸烟。烟酒对胃的危害很大。烟草中的尼古丁对胃的刺激作用，会使胃容物排出延迟，进而引起胃酸分泌增加，造成胃炎、胃溃疡的病情加重。饮酒，特别是空腹饮酒对胃病患者的损害就更大，因为酒中乙醇对胃黏膜有非常大的刺激作用，胃受到刺激后会出现较强的收缩、扩张等运动，这极容易造成胃出血或胃溃疡部位的穿孔，以致出现生命危险。

(3) 保持精神愉快　消化系统是否健康与精神因素有很大关系。过度的精神刺激，如长期紧张、恐惧、悲伤、忧郁等都会引起大脑皮层的功能失调，促进迷走神经功能紊乱，导致胃壁血管痉挛性收缩，进而诱发胃炎、胃溃疡。因此，平时要精神愉快、性格开朗、意志坚强，并善于从困境中解脱自己。

(4) 白内障患者平时应多食用富含蛋白质和维生素的食物，少吃油腻食物。家中有白内障患儿的家长，要注意培养孩子的饮食兴趣，及时纠正偏食习惯。而老年人由于生理功能的退化，包括牙齿脱落，食欲减退，消化与吸收功能下降，导致营养总体摄入量减少。因此老年人应多吃含维生素及矿物质丰富的水果，特别是苹果、橙子、草莓、鲜枣等含维生素C丰富的水果，富含谷胱甘肽的西红柿等蔬菜，并额外补充一些维生素营养制剂，全面补充人体每日所需营养素，为自己带来光明的明天。

如果是消化不良引起的营养吸收困难，在这里有几道食疗药膳可以参考：

（1）板栗炖母鸡　原料：板栗500g，柴母鸡1只（农村散养）约1000g，料酒3匙，姜3片，水1500ml，盐适量。制法：先将母鸡宰杀，去毛，剖腹去肠、内杂，剪去爪尖，洗净，切成块待用。再将板栗洗净，切口，放入开水锅中煮2分钟，口裂体胀为宜，剥去皮壳。最后在锅内装入鸡块、栗子、姜片、料酒、水煮开，改用温火炖2小时，鸡肉烂后加食盐适量即可。这道药膳的功效是健脾益肾，对慢性肠胃炎效果还是不错的。

（2）桂圆松子仁汤　原料：桂圆40g，松子仁20g，白糖适量。制法：将桂圆去壳后洗净，松子仁洗净，两者共入锅中，加水适量，用中火烧开，改用温火煮10分钟，加白糖，过约10秒钟关火即成。桂圆肉能补脾益胃、养血安神、益心补气。松子仁能滋阴、熄风、润肺。两者共食，更能起到养胃滋补的作用。

（3）香菇粥　原料：小米50g，香菇50g。制法：先煮小米粥，取其汤液，再与香菇同煮。每日服3次，持续服用有效。这种粥大益胃气，适用于气虚食少，有开胃助食的效果。

（3）猪脾粥　原料：猪脾、猪胃各1具，粳米100g。制法：将猪脾、猪胃洗净切细，与米同煮为粥。猪脾粥可健脾益气。适用于脾胃气虚、不欲饮食、米谷不易消化者。

得了白内障后要忌口吗？

忌口就是忌食，它的本来的意思是说，得了某些疾病之后，就不能吃某些食品。如果不加禁忌，就会使病情加重，造成不良后果。中医药学非常重视疾病的忌口，关于眼病也有很多记载。例如，对于一些伴有红肿的眼病，禁吃“发食”。“发食”又叫“发物”，是指能使疾病急剧发作的食物，包括有鸡头肉、猪头肉、羊肉、虾、蟹、鱼类、海鲜等动物性食品，竹笋、芥菜、苜蓿、雪里蕻等蔬菜，葱、姜、韭、蒜、辣椒等刺激性食品，以及各种酒类。如果不加注意，犯了禁忌，吃了这些东西，就会引起眼病急剧发作，红肿加重。又如眼底病多属阴虚，也不宜吃辛辣和其他刺激性食品。

糖尿性眼病患者应当忌各种甜食品，视网膜动脉硬化患者不宜吃动物内脏，这实际上也属于忌口的范围。

此外，还有食品之间，以食品和药物之间的配伍禁忌，例如：鸡肉忌黄鳝，蜂蜜忌葱，甘草、黄连忌猪肉，茯苓忌醋，服补血药时不宜饮茶等，也应当引起注意，以免影响眼病的食疗效果，甚至出现不良反应。

忌口问题虽然重要，但也要严格掌握，不能滥用。不应忌口的，就不必忌口。如果必须要忌口时，应当改用其他种食品，补偿体内正常物质代谢的需要，以免造成营养不良。

白内障患者应尽量避免食用以下食物：

(1) 脂肪含量高的食品，例如人造脂肪、人造黄油、动物脂肪、油炸食品，因为这些食物会加速氧化反应，引起晶状体混浊（图 6－9）。

(2) 含乳糖丰富的乳制品，包括全脂奶粉、牛奶、奶油、奶酪、冰淇淋等，因为它们当中含有的乳糖通过乳酸酶的作用，分解成半乳糖，而一些人对半乳糖的代谢能力差。另外，半乳糖会干扰奶制品中维生素 B_2 的利用，使其沉积在老年人眼睛的晶状体上，蛋白质易发生变性，导致晶状体透明度降低，容易诱发或加重白内障。

还有一些调味剂也不要过多摄入：

(1) 大蒜　有资料记载，平时爱吃大蒜的人到了五六十岁往往感觉眼睛模糊、视力下降、耳鸣、头重脚轻、记忆力明显减退。还有患近视眼或其他眼病的人，虽然正在服用重中药治疗，但没有忌大蒜，结果往往疗效不佳。中医对忌口比较讲究，眼病患者在治疗时必须忌蒜、洋葱、葱、韭、生姜和辣椒等刺激性食物，否则会影响疗效。在夏、秋季吃大量大蒜对眼的影响最大。

(2) 盐　澳大利亚学者发现大量食用盐的人增加了患白内障的危险。他们在研究中发现，食用最高量钠的人，比食用低水平钠的人患白内障的几率增加两倍，而这种白内障，是视觉上带来危害最严重的一种白内障。研究人员调查了3000名49~97岁的成人，并要求他们填写一份食物问卷。其中，160名患者患有较晚期白内障，970人患有与钠无关的其他类型白内障。研究小组还发现，摄取高剂量盐的人除了易患白内障，还易患糖尿病、高血压。该调查中也可以发现盐的摄取与白内障有关，而在以往的动物和人的试验中也有证据表明：盐和白内障有一定关系。

(3) 味精　炒菜放味精，对于我们每个家庭来说已经司空见惯了，可是，有一项研究表明，吃太多味精，有可能导致失明。据日本虹桥大学的研究员发现，如果在日常饮食中给老鼠添加大量味精，老鼠的视力会下降，视网膜会变薄。此前已有研究发现，直接吃的食物中含有味精也会对眼睛造成损伤，尽管研究人员表示，味精用量少一点应该没什么问题，但味精多少量是临界线，依然是个未知数。尽管实验中的食物里的味精含量非常高，而人们饮食中味精的用量比较少，但一年365天，天天吃味精，也有可能产生同样的结果。

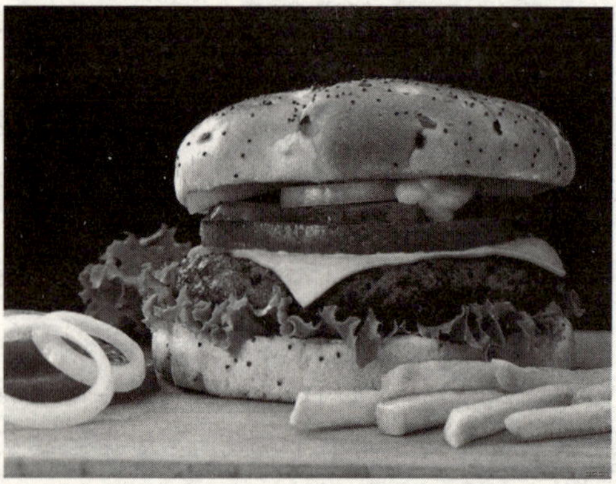

图6-9　得了白内障后不要吃高脂肪食物

白内障手术后要忌口吗?

如果手术是传统的白内障囊内摘除术，因为切口比较大，除了不能有剧烈运动以保证切口愈合外，饮食上要求食用易于消化的半流质或软食。吃饭时不要过急或过快，饭菜上要求不能过凉或过热，要可口，注意饮食卫生，不能引起胃肠不适，有剧烈恶心、呕吐对伤口愈合不利。

如果是现代白内障囊外摘除和人工晶体植入术，手术切口小，术后即可正常进食。当然要注意食品的卫生，按照平时进食量即可，不必特意增加营养补品之类。要注意不能吃难以咀嚼的硬性食物，不吃辛辣刺激食物(图6－10)，不吸烟喝酒。在康复期间饮食宜清淡，蛋白质可略丰富些。探望患者可送些富含维生素C的水果等，有咳嗽病史的患者可送些梨，因为它有润肺、化痰、止咳、退热、降火等功效。有便秘史者可送些香蕉，因为它有润肠通便的作用。

尤其是糖尿病患者，在白内障手术后要坚持控制饮食，不能因滋补而破坏饮食计划，特别是有些患者好不容易才把血糖降下来，使白内障手术得以进行。而在术后成功后，血糖稳定有利于伤口的恢复，所以在饮食上放松控制是万万不可的。

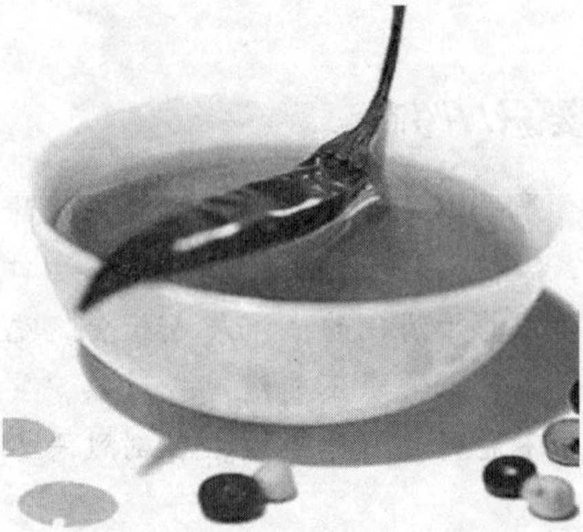

图 6－10　白内障术后不要吃刺激性食物

哪些食物有利于白内障手术后的康复？

饮食不宜偏嗜。甜味饮食不宜过多。若能适当选用瘦肉或鲜鱼熬汤，味鲜而微咸，既含营养又能增进食欲，使患者很快康复。

饮食不宜精细。术后患者常以高蛋白质、高热量的饮食为主，而忽略了维生素的摄入，因机体的修复是需要各种营养的，尤其是粗纤维，对手术后卧床的患者，能起到增进胃肠活动，保持大便通畅的作用。因此，饮食中要配以一定量的蔬菜，尤以绿叶蔬菜为佳。

术后可吃些清补的东西，大枣粥、燕窝以及新鲜蔬菜等；伤口的愈合需要合理充足的营养，尤其是优质蛋白质、锌、铁等微量元素及 B 族维生素、维生素 C 等，是伤口愈合的必须营养物质。含优质蛋白质的食品是禽、畜、鱼、蛋、奶等动物性食品，而且动物性食品含丰富微量元素及 B 族维生素，利于伤口愈合。

水果含丰富的维生素及矿物质，特别是苹果、橙子、草莓、鲜枣等含维生素 C 丰富，维生素 C 促进胶原形成，可促进伤口愈合。

所以，手术后需及时补充充足均衡的营养，注重优质蛋白质、维生素和微量元素的补充。瘦肉、鸡、乳鸽、鸡蛋、牛奶、牡蛎、生鱼、田七乳鸽汤、红枣枸杞乌鸡汤、酸枣仁猪肝汤等有利于术后的康复。

中医认为白内障主要由于肝、脾、肾三脏功能失调，气血亏损，晶状体营养不良而引起。根据这一论点，可选用具有健脾、补肾、养肝功能的食物，如芹菜、芋艿、土豆、莲藕、竹笋、鳝鱼、桂鱼、龙眼、葡萄、山楂、猪肉（瘦）、兔肉、山药、山芋、豇豆、扁豆、豌豆等。羊肉、鳖甲、乌龟、桑椹等具有养肝作用。其他如鸡、鹅、鸭等动物肉类都能补脏腑气血，也可作为本病的食疗。

同时，因本病晶状体内葡萄糖浓度增加而出现糖代谢紊乱，因而在饮食方面，宜少吃糖类食品。至于烟、酒及高胆固醇食物亦宜少饮、少吃。

白内障术后患者进食时间不宜过早，一般在白内障手术后 2 小时开始进食。开始进食量要少，以后逐渐增加，每餐以八成饱为宜。手术后应食用营养丰富，易于消化的食物（图 6－11）。对于年老体弱者，要食容易消化的食物。而对于身体状况好的患者，在病情稳定好转时，可给普通饮食。

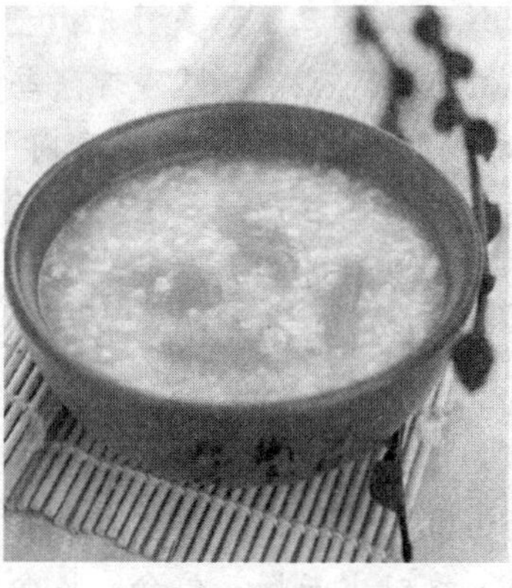

图 6－11　术后应食用易于消化的食物

白内障患儿的饮食有哪些要求？

发现孩子患白内障后，不要惊慌，只要及早治疗不会对孩子造成大的影响。先天性白内障患儿常常合并眼部其他结构及全身其他部位的发育障碍，可以是单眼发生也可以是双眼受累，少数有智力缺陷，也有的发育缓慢，且常常并发全身营养不良。因此，从小注意白内障患儿的营养，了解其喂养的特殊性是非常重要的。具体注意事项如下：

（1）促进孩子对食物的兴趣，注意营养平衡。由于孩子的视力差，视觉敏感度低，对周围的事物反应较慢，漠不关心，饮食上也是一样，如何提高孩子的饮食兴趣呢？除应当经常变换饭菜的花样外，注意饭菜的色调变化也是很重要的，要多做孩子能自己取拿，自己挑选的颜色鲜艳的食品，也可以购买或做成各种动物模样，形状各异的成品或半成品，供孩子自己选择；注意荤素搭配合理，花样也要不断翻新，以提高孩子的食欲。注意不要让孩子养成偏食挑食习惯（图6－12）。

（2）注意饮食卫生，多补充微量元素。先天性白内障患儿，尤其是伴有智力障碍者，每日应适当增加蛋白质的摄入，可多吃一些牛奶、瘦肉、猪肝、鱼、虾类；同时应适当增加维生素，多吃些蔬菜水果；买一些氨基酸类的补品，以促进其大脑的发育。另外，此类患儿生活自理能力差，家长应在饮食上多给予照顾，谨防进食过多或过少、腹泻、食物过敏。

（3）耐心照顾患儿，警惕消化不良。少数伴有大脑发育缓慢的白内障患儿，除智力发育迟缓外，往往消化能力也差，吃饭少而慢，偏食、挑食现象严重，导致全身营养障碍，因此在婴幼儿时期，家长应耐心细致的小心喂养，适当增加蛋白质、糖类食品，喂脂类食品要格外小心，可多买一些半成品、易消化的食物等。有的家长喂养孩子缺乏耐心，吃多吃少不闻不问，甚至撒手不管，顺其自然；也有的缺乏科学的喂养方法，不分场合，不注意时间，孩子醒后即喂，哭闹即喂，导致患儿消化能力减退。有此情况的家长，建议买一些婴儿营养方面的书籍，学习掌握科学喂养患儿的方法，避开喂养的误区。只要治疗及时、护理得当，相信您的小宝宝也将会与正常儿童一样开朗、快乐的成长。

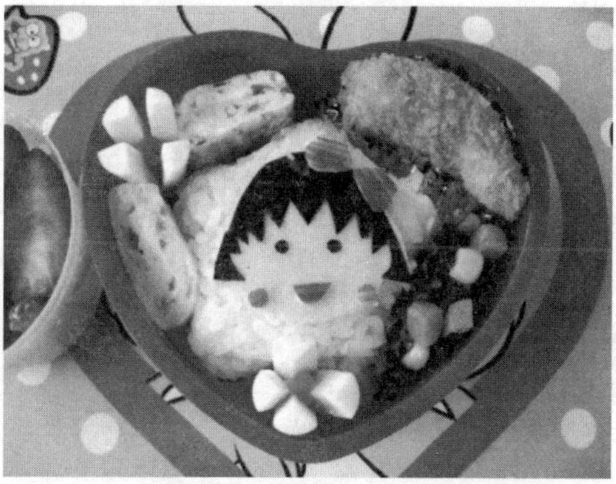

图 6－12　颜色鲜艳的食物可激发孩子的食欲